医脉相承

上海市第一人民医院
"医脉相承"系列丛书

王育璠 主编

守护颈部『蝴蝶』

人体最大的内分泌腺体

形似蝴蝶

犹如盾甲

U0188300

上海科学技术出版社

图书在版编目（ＣＩＰ）数据

守护颈部"蝴蝶" / 王育璠主编. -- 上海 ：上海
科学技术出版社，2024.6
（上海市第一人民医院"医脉相承"系列丛书）
ISBN 978-7-5478-6654-2

Ⅰ．①守… Ⅱ．①王… Ⅲ．①甲状腺疾病－防治
Ⅳ．①R581

中国国家版本馆CIP数据核字(2024)第099276号

守护颈部"蝴蝶"

王育璠　主编

上海世纪出版（集团）有限公司
上海 科 学 技 术 出 版 社　出版、发行
（上海市闵行区号景路 159 弄 A 座 9F–10F）
邮政编码 201101　　www. sstp. cn
上海光扬印务有限公司印刷
开本 787×1092　1/16　印张 8.25
字数 110 千字
2024 年 6 月第 1 版　2024 年 6 月第 1 次印刷
ISBN 978-7-5478-6654-2/R·3027
定价：58.00 元

丛书编委会

主　编
郑兴东

执行主编
邹海东　孙晓东　刘　珂

编　委
（按姓氏拼音排序）

陈廷锋	程文红	董　频	范　江	范国荣	范秋灵
冯　睿	韩邦旻	胡国勇	胡书豪	李红莉	李金宝
李培明	李雅春	林浩东	刘　勇	刘安堂	刘少稳
娄加陶	楼美清	陆方林	陆伦根	陆元善	缪传文
潘劲松	裘正军	沈　华	宋滇文	宋献民	王　兴
王红霞	王瑞兰	王松坡	王育璠	邬素芳	吴　芳
吴　蓉	吴云成	伍佩英	伍洲炜	严　磊	余　波
俞　晔	袁　琳	张　旻	张必萌	张佳胤	张鹏宇
章家福	赵晋华	祝延红	邹芳草		

本书编委会

主　审

彭永德　吴艺捷

主　编

王育璠

副主编

徐浣白　赵　立　冯晓云　林　毅　甄　琴

编　者

（按姓氏拼音排序）

陈　琳	陈蕊华	丁晓颖	范能光	方　芳
顾丽萍	顾鸣宇	胡艳云	黄云鸿	金　涛
孔飞娟	李　娜	李　雯	刘　芳	马宇航
潘　凌	任文倩	石建霞	孙海燕	唐珊珊
吴景竹	邢　岩	严　率	姚霜霜	游　利
章志建				

作者简介

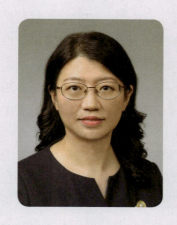

王育璠 医学博士、主任医师、博士生导师，上海交通大学医学院附属第一人民医院内分泌代谢科科室主任。担任中国医师协会内分泌代谢科医师分会委员、上海市医学会内分泌专科分会副主任委员等。主要研究聚焦妊娠合并内分泌疾病及产后管理、糖尿病区域管理，承担国家自然科学基金等多项课题，以第一作者或通讯作者发表论文60余篇。曾获Asia Pacific CODHy Young Scientist Award，入选上海市浦江人才计划、上海市"医苑新星"杰出医学人才、"医德楷模"、仁心医者·上海市杰出专科医师奖、"上海最美女医师"。带领的团队是首批16家国家标准化代谢性疾病管理中心（MMC），MMC十佳中心、省级中心以及示范中心。

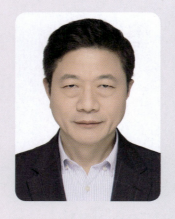

彭永德 医学博士、主任医师、教授、博士生导师,上海交通大学医学院附属第一人民医院内分泌代谢科学科带头人,甲状腺疾病诊疗中心主任,骨质疏松症联合诊疗中心主任。长三角糖尿病联盟主席,中华医学会内分泌学分会副主任委员、基础学组组长,上海市医学会内分泌专科分会前任主任委员,中国老年保健医学研究会老年内分泌与代谢病分会副主任委员。世界中医药学会联合会络病专业委员会副会长。《上海医学》及 *Current Medicine* 副主编,*J Clin Endocrinol Metab*、《中华内分泌代谢杂志》《中华糖尿病杂志》《中国糖尿病杂志》《中华器官移植杂志》及《中国临床保健杂志》杂志编委。已发表论文 450 篇(SCI 120 篇,包括 *Science*、*PNAS*、*JCEM* 等),主编《系统内分泌学》等教材专著 6 部,参编教材专著 12 部。曾获教育部科技进步一等奖、上海市医学科技二等奖、中华医学科技三等奖、华夏医学科技三等奖、上海市第一人民医院院长奖(医疗)及院长奖(科研)、上海交通大学优秀教师、中国十大医学影响力专家、上海市医务工匠、国之名医卓越建树奖。

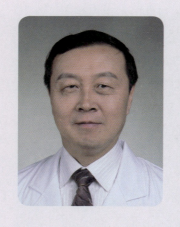

吴艺捷 主任医师、教授、硕士生导师,历任上海交通大学医学院附属第一人民医院内分泌代谢科副主任、教研室主任、执行主任(南院),以及上海市医学会糖尿病专科分会、内分泌专科分会委员,甲状腺学组组长,糖尿病康复学会常务委员,中西医结合学会内分泌代谢专业委员会副主任委员,中国研究型医院学会甲状腺疾病专业委员会委员,国家卫生健康委员会第三届碘缺乏病专家咨询委员会委员。担任《中华内分泌代谢杂志》、*Thyroid*(中文版)编委,《中华医学杂志(英文版)》特邀审稿专家。曾由国家公派在澳大利亚、英国研修先天性甲减筛查、甲状腺眼病,并获英国政府 SBFSS 奖学金。获省市级科研成果奖 4 项,主编、参编专著 8 部,发表中、英论文 110 余篇。

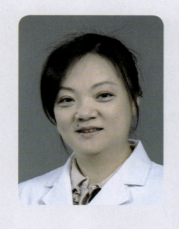

徐浣白 医学博士、美国斯坦福大学博士后、副教授、硕士生导师，上海交通大学医学院附属第一人民医院内分泌代谢科主任医师。中华医学会内分泌学分会青年委员、高尿酸学组委员，上海市医学会糖尿病专科分会委员、内分泌专科分会高尿酸学组副组长，上海市医师协会眼科医师委员会甲状腺眼病工作组成员。从事医教研 20 余年，擅长甲状腺疾病、高尿酸血症／痛风、糖尿病等的诊治。曾入选上海市浦江人才。近年主持或参加科研项目多项，包括国家自然科学基金、上海市自然科学基金等，参编学术论著 4 部，参与撰写国家级诊疗指南 1 部，在国际权威杂志上发表 SCI 收录论文 30 余篇。

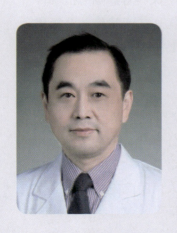

赵立 上海交通大学医学院附属第一人民医院内分泌代谢科副主任医师。中华医学会内分泌病学分会罕见病学组成员，上海市中西医结合学会糖尿病及其并发症学会委员，上海市医学会内分泌专科分会肾上腺学组成员。曾在中华内分泌代谢杂志，中国糖尿病杂志等核心期刊及 SCI 发表论文多篇，参与编写专著《系统内分泌学》以及上海市医学会百年纪念科普丛书《名医支招·防治糖尿病》。

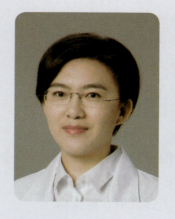

冯晓云 医学博士、副主任医师、副教授，上海交通大学医学院附属第一人民医院内分泌代谢科甲状腺亚专业组长，上海交通大学医学院附属第一人民医院嘉定分院执行主任。中华医学会内分泌病学会甲状腺学组委员，上海市医学会内分泌专科会甲状腺学组副组长，美国匹兹堡大学UPMC访问学者。

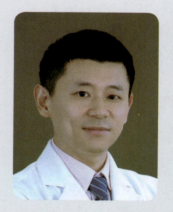

林毅 医学博士、主治医师，上海交通大学医学院附属第一人民医院内分泌代谢科主任助理。现任上海市医学会糖尿病专科分会第九届委员会学组成员，上海市级医院内分泌专科联盟秘书。获第一届上海市健康科普推优选树活动优秀健康科普作品奖，入围2023年上海医务人员健康科普影响力指数百强榜单。曾获申康系统优秀共产党员、上海交通大学校长奖特别奖、上海市第一人民医院院长奖提名奖等。

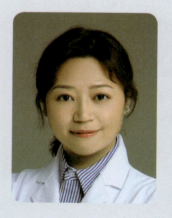

甄琴 上海交通大学医学院附属第一人民医院内分泌代谢科主治医师，上海市住院医师规范化培训考试考官，上海交通大学医学院附属第一人民医院先进个人、优秀共产党员、优秀住规培带教老师，方松社区卫生服务中心内分泌坐诊专家。上海市第一人民医院南院国家标准化代谢性疾病管理中心（MMC）主要负责人，并负责糖尿病患者教育管理项目。

总　序

　　1947 年，时任上海市第一人民医院（时称"公济医院"）院长的朱仰高有感于当时郊县居民缺医少药、求医无门之苦，将一辆 5 吨重的道奇卡车改装成了诊治功能一应俱全的"流动医院"。数年间，这所卡车上的"流动医院"每周日均开赴上海郊县乃至周边省市，布药施治、救死扶伤，开创了我国送医下乡的先河。

　　时过境迁，如今我国医疗卫生事业已有了翻天覆地的变化。党的二十大报告指出，我国建成了世界上规模最大的医疗卫生体系。即便是乡野农村，非"流动医院"难以就医的窘境也已一去不复返。

　　在过去的几年里，我曾经多次带队前往井冈山、西柏坡、酒泉等相对边远的地区，为当地百姓开展义诊。据我所见，当地医疗卫生机构的硬件条件与"北上广"等医疗高地的差距已然不大。然而，我依然见到了不少因就医过晚而错失最佳治疗时机的患者，令人深感痛心。

　　痛定思痛，我想桎梏当地居民求医的主要因素之一，恐怕还是健康观念和医学知识的匮乏。而这一难题，是十辆二十辆"流动医院"卡车都难以遽然解决的。

　　何以破此题？一词概之曰：科普。

　　上海市第一人民医院有着科普的"基因"。任廷桂、乐文照等医院老一辈专家均重视健康知识之宣教普及。时至如今，年轻一代的"市一人"也继承了先辈对科普的高度热情和专业精神，积极投身参加各类科普活动，获奖累累，普惠群众。

　　医学科普能够打破地域和资源的局限，将医药知识和健康理念传递到千家万户，帮助民众早发现、早治疗疾病，尽可能减少患病带来的不良后果。同时增强民众对疾病的了解，帮助他们有意识地进行自我健康管理。这正是医学科普工作的应有之义。

除了个体价值外，医学科普的价值在公共卫生视野中有着更深刻的体现。《"健康中国2030"规划纲要》提出，要"建立健全健康促进与教育体系，提高健康教育服务能力，从小抓起，普及健康科学知识"。这将医学科普提升到了国家战略的高度。在面对公共卫生事件时，高度的公众健康素养能够成为保障民众健康的坚实防线。而优秀的医学科普作品也能引导、激励更多人投身于医疗卫生事业。

正是出于以上原因，我自2020年起即组织上海市第一人民医院各科室专家，编撰"医脉相承"系列丛书。丛书的编纂秉持"以人民健康为中心"的理念，融合科学性、通俗性、教育性，内容涉及预防、疾病诊断、治疗、康复、健康管理等方面，囊括新生儿喂养、青少年斜弱视，成年人常见的甲状腺病、心脏病、脊柱疾病，以及高龄人群好发的骨质疏松、眼底病、白内障、肿瘤等疾病话题，是一套覆盖全生命周期的科普丛书。在编纂本丛书的过程中，我们得到了上海市卫健委、上海申康医院发展中心、上海市健康促进中心的大力支持和悉心指导，在此特向他们表示衷心的感谢。

我希望，"医脉相承"系列丛书能够以其通俗易懂的语言向公众传达最基础、最关键的医学知识，让他们"听得懂、学得会、用得上"，从而引导公众建立科学、文明、健康的生活方式，推进"以治病为中心"向"以人民健康为中心"的转变，让每位读者都有能力承担起自身健康的第一责任！

郑兴东

上海市第一人民医院院长

序

　　甲状腺是人体重要的免疫器官和内分泌腺体之一，它扮演着促进生长发育、调节代谢平衡、维持心血管系统正常功能、发挥交感神经作用等重要角色。随着体检的普及和人民对健康要求的逐渐提高，甲状腺疾病也越来越多为人所了解，同时也越来越早地被发现。然而，对于许多非医学领域人群来说，缺乏对甲状腺疾病的正确认识，会导致两种极端——要么过度焦虑、病急乱投医，要么毫不重视，延误了治疗。因此，上海市第一人民医院内分泌代谢科，集科室的智慧与力量，撰写此书。我们成书的初衷，正是希望能让更多人能关注甲状腺，了解甲状腺，及时发现甲状腺疾病，并对甲状腺疾病不害怕，不焦虑，及时治疗，不走弯路。

　　在本书中，我们将从普罗大众的困惑和关注点出发，从日常诊疗工作中遇见的常见甲状腺问题引出章节主题，用通俗易懂的文字配以生动形象的插图，串起一个个关于甲状腺疾病的小故事。从甲状腺的结构和功能，到诊治甲状腺疾病常用的检查手段，以及人们对甲状腺疾病的常见认识误区等，给大家全方位的科学指导。可以说，它既是一本科普书，也是来自医生朋友给身边亲友的真诚建议。

通过本书，我们希望读者能够更全面地了解甲状腺这一重要器官，认识到甲状腺健康的重要性，学会在生活中如何预防和处理甲状腺疾病。让我们一起携手，共同关注甲状腺的健康。最后感谢所有在本书撰写、审阅与出版过程中做出贡献与帮助，给予关注与建议的人！让我们一起共赴更健康、更美好的生活！

王育谣

2024 年 5 月

前　言

　　甲状腺是非常重要的内分泌器官，它位于颈部甲状软骨的下方，气管两旁。人类的甲状腺形似蝴蝶，犹如盾甲，故以此命名。甲状腺激素几乎作用于人体所有的组织细胞，调节人体中三大物质代谢，以及水、电解质及维生素代谢，影响心脏功能及骨代谢。

　　甲状腺疾病是常见病、多发病，各个年龄段都可能出现甲状腺疾病。随着人民生活方式的改变，大众体检意识的提高，医学诊疗手段的多样化，甲状腺疾病的高检出率、高发病率给患者带来精神及经济负担。那么，如何在规范诊治甲状腺疾病的同时，消除患者的疑虑呢？

　　鉴于此，一批具有科普情怀的内分泌代谢科甲状腺疾病防治一线专家撰写了《守护颈部"蝴蝶"》科普图书，以原创简洁、通俗易懂、图文并茂的形式为大众提供科学指导。本书分为"了解甲状腺""甲状腺肿大与甲状腺炎""甲状腺功能亢进症""甲状腺功能减退症""甲状腺结节和甲状腺癌""妊娠与甲状腺疾病"六个专题，共 52 个问题，包括疾病的发病机制、症状、体征、治疗、生活方式等多方面。

　　相信这些科普美文能给广大患者提供权威的解答，避免就医之路的崎岖，为健康保驾护航！

彭承德

2024 年 5 月

目 录

一　了解甲状腺　　　　　　　　　　　　　　1

一起认识甲状腺——小腺体，大功能　　　　　2

碘与甲状腺疾病千丝万缕的关系　　　　　　　4

甲状腺疾病常用的检查手段有哪些　　　　　　6

二　甲状腺肿大与甲状腺炎　　　　　　　　9

常见的甲状腺肿大有哪些原因　　　　　　　　10

甲状腺肿大患者能吃卷心菜吗　　　　　　　　12

甲状腺肿大伴疼痛怎么办　　　　　　　　　　14

发热、脖子痛，别忘了查查甲状腺　　　　　　16

急性甲状腺炎，牙痛惹的祸　　　　　　　　　18

一种不痛的甲状腺炎　　　　　　　　　　　　20

桥本甲状腺炎到底是什么病　　　　　　　　　22

桥本甲状腺炎会变成癌吗　　　　　　　　　　24

三　甲状腺功能亢进症　　　　　　　　　　27

心慌消瘦就是甲亢？没那么简单　　　　　　　28

心律失常别忘查查甲状腺　　　　　　　　　　29

得了甲亢却懒洋洋，怎么回事　　　　　　　　31

眼睛红肿，病却在甲状腺　　　　　　　　　　33

体检发现促甲状腺激素下降，这也是甲亢吗　　35

出租车司机猝死于车内，甲亢性心脏病惹的祸   37

甲亢了，人怎么瘫了   39

眼皮怎么抬不起来了   42

治疗甲亢，吃药还是同位素治疗好   45

甲亢吃药讲究多   47

甲亢患者的 ICU 惊魂记   48

四   **甲状腺功能减退症**   51

蒙娜丽莎的神秘微笑——认识甲状腺功能减退症   52

月经紊乱或不孕，记得查查甲状腺   54

血脂升高也是甲减惹的祸   56

孩子学习不太好也要查查甲状腺   57

亚临床甲减需要治疗吗   60

不一般的 "慢慢变老"——老年甲减那些事   61

甲减患者的急诊历险记   63

甲亢变甲减，原因何其多   66

优甲乐究竟要怎么吃   68

五   **甲状腺结节和甲状腺癌**   71

体检发现甲状腺结节该怎么办   72

甲状腺结节只有一个，会是恶性的吗   74

如何看甲状腺超声报告   76

甲状腺结节穿刺会伤身体吗   77

甲状腺钙化都是恶性的吗   79

结节穿刺说是甲状腺癌，该怎么办   81

甲状腺结节增大，是癌变的征兆吗   83

得了甲状腺结节就要做手术切掉吗   86

六　妊娠与甲状腺疾病　　　　　　　　　　**89**

有甲状腺疾病还可以怀孕吗　　　　　　　　　90

甲减患者怀孕和哺乳期要吃更多的海带吗　　　92

怀疑得了甲状腺癌，还可以怀孕吗　　　　　　94

甲状腺抗体阳性患者妊娠时注意事项　　　　　96

甲亢患者的指标正常，可以怀孕吗　　　　　　97

妊娠一过性甲亢该怎么治疗　　　　　　　　　99

妊娠期甲减会不会影响胎儿智力　　　　　　　100

甲减产妇一直吃药，还能哺乳吗　　　　　　　102

生孩子后气得脖子粗，要紧吗　　　　　　　　104

产后甲状腺炎怎么治　　　　　　　　　　　　106

母亲的甲状腺疾病会影响到孩子吗　　　　　　108

我有甲减，我的孩子会不会也有甲减　　　　　110

怀孕时发现甲状腺疾病，产后需要随访吗　　　112

One 一

了解甲状腺

作为人体重要的内分泌腺体，
可以促进生长发育和人体代谢。
和碘有什么关系？
相关疾病的检查手段有哪些？

一起认识甲状腺——小腺体，大功能

甲状腺的位置与结构

甲状腺腺体的形状像一只蝴蝶，位于气管前方，贴附于喉下部，左右两叶通过峡部相连，犹如盾甲，故名甲状腺。

甲状腺是人体最大的内分泌腺体，成年人甲状腺的重量为 12～20 克（按超声测定计算），其体积受到饮食碘摄入量、年龄及体重的影响而有所差异。在甲状腺背面有 4 个很小的甲状旁腺，分泌甲状旁腺激素，主要参与维持身体钙磷代谢的平衡。

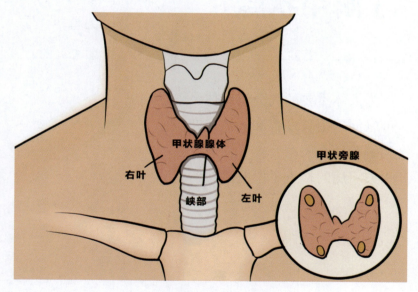

甲状腺的位置与结构

甲状腺有什么功能

甲状腺是人体重要的内分泌腺体，主要功能是合成和分泌甲状腺激素。甲状腺激素主要包括三碘甲状腺原氨酸（T_3）和甲状腺素（T_4）。甲状腺激素主要的生理学作用是促进生长发育和调节体内的物质代谢。

甲状腺激素随着血液循环到达身体各处，发挥极其广泛的生物学作用，保持身体内环境稳定。甲状腺激素的分泌调控受下丘脑－垂体、甲状腺的自身调节及神经系统、免疫系统等其他多方面因素影响。

甲状腺激素可促进组织分化、生长发育，特别是对于婴儿的脑和骨骼的发育具有重要的促进作用。

此外，心脏是甲状腺激素作用的重要靶器官。甲状腺激素增强心脏收缩力，加快心率，还可影响胃肠蠕动和消化吸收功能。

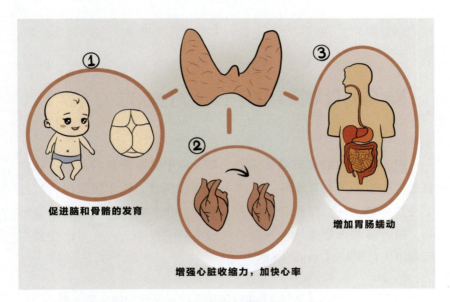

甲状腺的功能

甲状腺激素对各类物质代谢的影响包括：

- 增加组织的耗氧量，增加产热，提高基础代谢率。
- 生理状态下促进蛋白质的合成，但甲状腺激素过多时则加速蛋白质分解，出现负氮平衡。
- 对糖代谢产生作用，表现为血糖升高。
- 对脂肪代谢产生作用，使胆固醇水平下降。

因此，甲状腺激素过量或减少可引起一系列临床表现。

甲状腺功能异常的表现

甲状腺功能增强时会导致甲状腺功能亢进（简称甲亢），患者出现怕热、多汗、消瘦、乏力、容易激动、手抖、注意力不集中、心慌、心律不齐、食欲亢进、腹泻、突眼、月经失调和血糖升高等症状。

甲状腺功能降低时可导致甲状腺功能减退（简称甲减），患者出现怕冷、皮肤干燥、浮肿、身材矮小、智力缺陷、反应迟钝、记忆力减退、食欲减退、便秘等症状。

碘与甲状腺疾病千丝万缕的关系

碘是人体内的必需微量元素，是合成甲状腺激素的原料。碘在自然界和生物界存在循环，人体主要通过膳食、饮水摄取碘，通过小便排出碘，从而保持动态平衡。碘营养状态对人体健康有重要影响，碘过多和碘缺乏均会导致甲状腺疾病的发生。成人可耐受最高的碘摄入量为每日 1 000 微克。

世界卫生组织（WHO）建议不同人群每天碘的最少摄入量

不同年龄段或特殊阶段的人群	碘的最少摄入量（微克/天）
1 ~ 5 岁婴幼儿	90
6 ~ 12 岁儿童	120
12 岁以上青少年	150
孕期和哺乳期女性	250

碘与甲亢

长期居住在碘缺乏地区的居民，或存在结节性甲状腺肿的患者，其甲状腺处于一定的碘饥饿状态，如果短期内摄入大量的碘就会诱发甲亢。而甲亢患者的甲状腺功能极其活跃，补充碘无异于火上浇油。

因此，已确诊的甲亢患者应尽量避免使用胺碘酮、含碘造影剂等碘含量很高的药物，以及富含碘的食物，如海产品等。建议甲亢患者食用无碘盐，即要低碘。此外，大剂量碘还具有抑制甲状腺激素释放的作用，从而可短期用于甲亢手术前准备。

碘与桥本甲状腺炎、甲减

研究发现，在碘超足量/过量的地区，桥本甲状腺炎的发病率高于碘轻度缺乏地区。大多数学者认为，过量补碘可增加甲状腺自身的免疫反应，易诱发桥本甲状腺炎。因此，桥本甲状腺炎患者应避免补碘过量，适当限制海带、紫菜等碘含量较高的食物，保持适碘状态即可。

成人缺碘可导致甲状腺肿，儿童缺碘则导致生长发育迟缓、智力受损。孕妇缺碘严重时可导致流产、死产，而在更多情况下，由于胎儿甲状腺激素不足，会影响胎儿大脑发育，对神经系统造成不可逆的损害，出现先天性甲减（呆小症）。因此，为了避免桥本甲状腺炎、甲减的发生，无论是成人、孕妇，还是儿童，均需要确保摄入适当的碘。

碘与甲状腺结节、甲状腺癌

人们很早就发现，不仅缺乏碘可导致甲状腺肿，碘过多也会导致甲状腺肿，即高碘性甲状腺肿，后者的甲状腺触摸起来感觉更坚硬。

近年来，由于超声检查等技术的进步与广泛应用，甲状腺结节、甲状腺癌的检出率大幅度增加，但人们想当然地认为是碘摄入太多的缘故。世界各国的研究均提示，甲状腺结节、甲状腺癌的发生与多种因素有关，如性别、年龄及颈部放射暴露史、遗传、自身免疫、环境污染等，与碘营养状态的关系目前尚不完全清楚。国内一项研究证实，碘过量是甲状腺结节的保护因素。国外不少研究发现，碘过多时，致使恶性程度相对低的甲状腺乳头状癌更多。

甲状腺疾病与碘摄入量的关系呈U形曲线，缺乏与过多均会导致不同的甲状腺疾病增加，即疾病谱不一样。

特别提醒

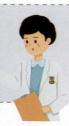

碘与甲状腺疾病两者间有着千丝万缕的关系。谨记：碘，既不可盲目限制，也不可补充过多，适量最重要！

甲状腺疾病常用的检查手段有哪些

目前，甲状腺疾病的检查手段主要包括实验室检查、影像学检查、甲状腺细针穿刺细胞学检查（FNAC）、基因检测等。

实验室检查

实验室检查主要包括血清甲状腺激素（T_3、T_4）、血清促甲状腺素（TSH）、甲状腺自身抗体、甲状腺球蛋白（TG）、降钙素、尿碘等检测。这些指标的变化能够快速反应甲状腺目前的功能状态。

影像学检查

甲状腺影像学检查包括甲状腺超声、电子计算机断层扫描

（CT）、磁共振成像（MRI）以及甲状腺核素检查等。

甲状腺超声具有无创性、价廉等优点。随着高分辨率超声显像技术的应用，能够更加直观地表现出甲状腺的形态，尤其是对于发现细小的结节以及确定结节的性质有很大的帮助。

甲状腺 CT、MRI 可以清晰地显示甲状腺和甲状腺与周围组织器官的关系，对于甲状腺结节的鉴别诊断有较高价值。甲状腺正电子发射断层扫描（PET）主要用于判断肿瘤的良恶性质。

甲状腺核素检查

甲状腺核素检查是一类应用放射性核素对甲状腺形态及功能进行无创评估的方法，在甲状腺疾病的临床诊治中发挥着重要作用。甲状腺具有摄取碘的特性，因此将放射性碘引入人体后，能够被甲状腺组织摄取，在体外通过显像设备探测到甲状腺组织内释放的 γ 射线分布情况，获得甲状腺的影像。

放射性核素锝（^{99m}Tc）和碘属于同一族，因此也能浓聚在甲状腺组织，而且 ^{99m}Tc 具有比放射性碘更好的物理特性，故常被用于进行常规甲状腺显像。但 ^{99m}Tc 不参与甲状腺激素的有机合成，它主要反映甲状腺的摄取或吸收功能。

用放射性 ^{131} 碘（^{131}I）做显像剂时，患者需要提前 2~4 周停服含碘食物或影响甲状腺功能的药物，检查当日需要空腹；用 ^{99m}Tc 做显像剂则不需要。在静脉注射 ^{99m}Tc 显像剂或者空腹口服 ^{131}I 一定时间后，患者躺在检查床上，医生通过显像设备（SPECT）对甲状腺部位或者全身采集图像，还会根据需要对局部加做断层扫描或者 CT 扫描，以便更准确地对病灶进行定位诊断，通过甲状腺显像可以帮助诊断异位甲状腺。

甲状腺细针穿刺细胞学检查

如果影像学检查还是难以判断甲状腺结节的性质，这个时候就要请出"终极法宝"——甲状腺细针穿刺细胞学检查（FNAC）了。

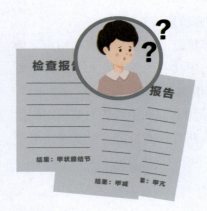

FNAC 是一种简单、易行、准确性高的检查方法，主要用于分辨甲状腺结节的良、恶性病变，对于诊断桥本氏甲状腺炎和亚急性甲状腺炎也有很高的特异性。

特别提醒

甲状腺摄碘率测定是通过分析甲状腺不同时间摄碘率的变化趋势，可以判断甲状腺的功能状态，帮助诊断甲状腺疾病，为治疗提供依据。

甲状腺显像可观察甲状腺的大小、位置、形态和功能，也可以帮助诊断异位甲状腺，判断结节功能状态。

根据甲状腺结节对显像剂的摄取情况，分为 4 种类型。

- "热"结节：指结节部位的放射性高于周围正常的甲状腺组织，多见于功能自主性甲状腺腺瘤（又称高功能腺瘤）或结节性甲状腺肿伴功能自主性结节。

- "温"结节：结节部位的放射性与周围正常甲状腺组织相近，多见于良性甲状腺腺瘤，也可见于结节性甲状腺肿和桥本甲状腺炎。

- "冷"结节和"凉"结节：结节部位不摄取或很少摄取放射性，可见于甲状腺囊肿、钙化、纤维化、腺瘤出血、甲状腺癌，甚至个别慢性淋巴细胞性甲状腺炎或亚急性甲状腺炎。对于甲状腺癌患者，还可以通过全身碘显像判断是否有转移灶。

甲状腺肿大与甲状腺炎

甲状腺"生病"了有哪些表现？
肿大、疼痛、发热……还有呢？

常见的甲状腺肿大有哪些原因

生理性甲状腺肿

在一些特殊时期，包括青春期、妊娠期、哺乳期，由于生长发育加快或新陈代谢旺盛，身体对甲状腺激素的需要量明显增加。因此，必须增加碘的摄入以合成更多的甲状腺素来满足身体的生理需要。如果碘的摄取量不足，便可导致甲状腺代偿性肿大。

生理性甲状腺肿通常不伴有甲状腺功能异常，主要表现为不同程度的对称性甲状腺弥漫性肿大，质地柔软。如果出现生理性甲状腺肿，适当补充一些含碘丰富的食物（如海蜇皮、紫菜及各种海鱼、海虾等）就可以了，通常不需要进行药物治疗。

防治生理性甲状腺肿的主要措施是补碘，尤其在缺碘的地区，一定要坚持食用加碘盐。生理性甲状腺肿预后良好，随着青春期、妊娠期、哺乳期的结束，大多会慢慢自行恢复。

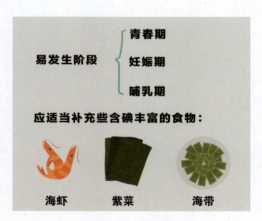

关于生理性甲状腺肿

病理性甲状腺肿大

病理性甲状腺肿大的原因相对复杂，可以总结为感染性疾病、自身免疫性疾病、甲状腺新生物、单纯性甲状腺肿等原因。

- 感染性疾病：临近甲状腺部位的细菌感染可引起急性化脓性甲状腺炎，多种病毒感染后可引起亚急性甲状腺炎。

- 自身免疫性疾病：如毒性弥漫性甲状腺肿和慢性淋巴细胞性甲状腺炎。

- 甲状腺新生物：包括良性肿瘤，如甲状腺腺瘤及甲状腺恶性肿瘤，包括甲状腺乳头状癌等。甲状腺结节的检出率逐步升高，对于甲状腺结节，需要进一步鉴别良、恶性质。

- 单纯性甲状腺肿：分为地方性和散发性两类。由于饮水、饮食摄碘过低或过高的情况引起的地方性甲状腺肿大，在同一地区的儿童患病率超过 10%；而散发性甲状腺肿的原因复杂，外源性因素包括食物中的碘化物、致甲状腺肿物质和药物等，内源性因素包括儿童先天性甲状腺激素合成障碍。严重的患者可以出现甲减。

甲状腺肿的原因多种多样，找出病因如同处理疑难悬案，需要专科医师抽丝剥茧，缜密分析，最终水落石出，解决问题。如果在体检时发现甲状腺肿，不要紧张，及时到医院就诊。

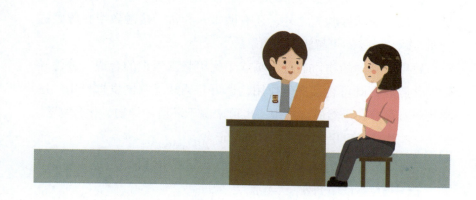

甲状腺肿大患者能吃卷心菜吗

在门诊，经常有患者会问甲状腺肿大有什么忌口的，饮食上需要注意什么事项之类的问题，那我们就来聊一聊甲状腺肿大患者的饮食注意点。

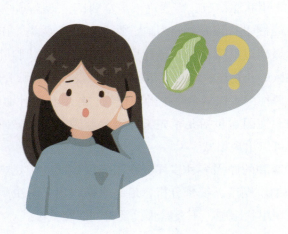

甲状腺为什么会肿大

临床上导致甲状腺肿大的原因有很多。除了一些甲状腺疾病本身可以出现甲状腺肿大之外，还有碘摄入异常、接触致甲状腺肿的物质、硒缺乏等不可忽视的因素。

致甲状腺肿的物质通过影响或干扰甲状腺激素的合成、分泌导致甲状腺肿，既可直接产生作用，也可与碘缺乏共同发挥作用。这类物质既可存在天然的食物中，也可来源于环境污染物、化合物等。去除这些物质后，甲状腺肿可以恢复正常。

致甲状腺肿的物质有哪些

早在 1936 年就有报道，硫氰酸盐可引起甲状腺肿、甲减，随后发现许多含硫有机物是致甲状腺肿的物质，包括硫氰化物、异硫氰

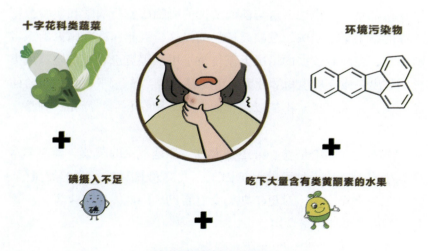

十字花科类蔬菜

环境污染物

碘摄入不足

吃下大量含有类黄酮素的水果

造成甲状腺肿大的原因

化物。20世纪60年代非洲扎伊尔等国的研究发现，当地居民长期以木薯、卷心菜为主要食物，这些食物中含生氰糖苷，进入体内可转化为硫氰化物，引起甲状腺肿。后来在多哥共和国、马来西亚以及我国南方一些地区进行的研究也得到证实。

类黄酮则可以抑制甲状腺过氧化物酶的活性，影响甲状腺激素合成和激素的外周代谢，缺碘时这种作用更突出。大豆（黄豆）、小米、高粱等食物中就含有高浓度类黄酮的多聚体和寡聚体。典型的案例是苏丹部分地区的居民以小米为主食，导致甲状腺肿在当地广泛流行。因此，网上流传甲状腺肿患者不能吃卷心菜、大豆等食物。

环境污染物主要有多羟基酚和酚的衍生物、邻苯二甲酸酯、多卤烃、多环芳烃等，这些物质可干扰碘的有机化，阻断了甲状腺激素合成，从而导致甲状腺肿。这主要见于居住在煤矿、油田等地区的居民，长期饮用受到污染的水，导致甲状腺肿。例如在我国内蒙古地区就曾经有相关的报道。

卷心菜到底能不能吃

卷心菜属于十字花科。近年来网络流传甲状腺肿者"不能吃十字花科蔬菜"的说法，这与前面所说的有临床流行病学和实验数据支撑的结果是不同的，是缺乏依据的。这与近年在欧美国家的患者群体中，在没有依据的情况下流传桥本甲状腺炎患者不能吃麸质类食物如出一辙。从生物学分类的角度看，从"科"到"种"，包含的品种实在是太多了。不能以点带面，将一种卷心菜"泛化"到整个十字花科。

事实上，无论是卷心菜还是大豆，都是常见的蔬菜。卷心菜富含维生素U，是胃黏膜的保护因子。大豆及其制品富含的类黄酮，具有雌激素样作用，对更年期妇女有帮助。因此，准确来说，应该是注意避免长期大量食用。

特别提醒

环境污染物、碘摄入不足与大量进食含致甲状腺肿物质的食物三种条件共存，势必增加患甲状腺肿的隐患，建议大家一定要注意哦！

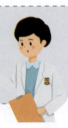

甲状腺肿大伴疼痛怎么办

【病案实例】

赵女士最近发现自己的脖子变粗了，吞咽口水会痛，手碰到脖子也会痛！她以为是嗓子发炎了，自己吃了几天感冒药。结果不但没好，脖子反而越发肿痛，还发热了。赵女士吓坏了，赶紧请假去就近的社区医院。家庭医生仔细查看了赵女士的脖子，进行触诊，告诉她可能是得了甲状腺疾病。

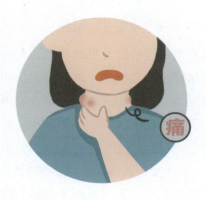

甲状腺"生病"有什么表现

正常甲状腺位于人体颈部前正中部位，像展翅的蝴蝶一样趴在气管前面，位置较表浅，所以发生肿大伴疼痛时，常表现为脖子变粗，触碰时疼痛明显。又因为甲状腺内侧面借助韧带附着在气管的环状软骨上，可以上下活动，所以吞咽时往往疼痛加重，个别肿大明显者还可出现呼吸困难等压迫症状。

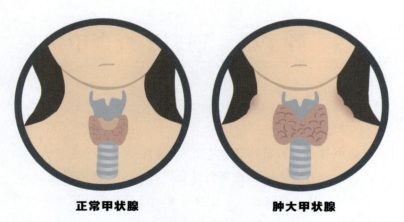

正常甲状腺　　　　　　　　**肿大甲状腺**

正常甲状腺与肿大甲状腺对比

甲状腺肿大伴疼痛常见的病因

- 亚急性甲状腺炎：这是最常见的病因，是一种病毒感染引发的自限性甲状腺炎症性疾病，多可自愈。甲状腺功能在疾病的早期可表现为一过性甲亢，后逐渐正常或出现甲减。甲状腺吸碘率及甲状腺细针穿刺可协助诊断。

- 急性甲状腺炎：又称为化脓性甲状腺炎，并不多见，可由细菌、真菌、病毒、寄生虫等各种病原体感染所致，起病很突然。

- 甲状腺结节囊内出血：为甲状腺囊性结节囊壁的血管破裂而导致的出血。由于结节局部血供丰富且外部有包膜，急性出血时结节的体积及压力迅速增大，故出现局部胀痛。此病多为局部单发的肿块，质地较硬，可有压痛。常见诱因为剧烈咳嗽、大声吼叫、剧烈运动、外伤等。超声可探及囊内有液性暗区，穿刺可穿出暗红色或鲜红色液体。多数甲状腺结节囊内出血可自行吸收，变小，但如果结节长期存在、体积较大者，必要时应进行手术治疗。

发热、脖子痛，别忘了查查甲状腺

【病案实例】

钱小姐半个月前得了"感冒"，有发热、脖子痛、嗓子痛等症状，以为自己吃些感冒药就能扛过去。结果病情没好转，还加重了，钱小姐被社区医生推荐至三甲医院甲状腺疾病诊疗中心就诊。由于工作忙，钱小姐又拖了几天，可脖子肿痛越发明显，一碰就特别痛，咽东西也只能小心翼翼，而且出现怕热、浑身酸痛的症状，稍微活动就心慌。无奈之下，钱小姐再次和单位领导请了假去医院，内分泌科医生听钱小姐说了病史后，给她做了甲状腺查体、甲状腺超声及验血。

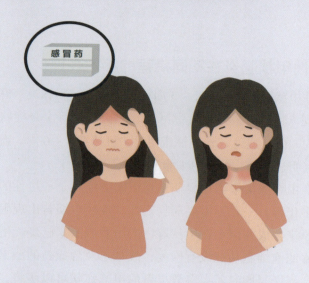

　　很快，甲状腺超声报告和血液检查等报告出来了，钱小姐完全看不懂，只看到红细胞沉降率（血沉）的数字很高。医生看了报告后告诉她，是亚急性甲状腺炎。医生给钱小姐开了泼尼松和普萘洛尔等药物，告诉她2天后甲状腺功能等所有报告出齐再来复诊，到时她的症状会明显改善，无需过于担心，疗程一般为3个月，需要耐心治疗。

　　钱小姐用药后，脖子肿痛很快消失了，心慌也缓解了。2周后，她血液化验的指标也正常了。钱小姐一直规律看诊，逐步减药，3个月后，停用所有药物，药到病除。

什么是亚急性甲状腺炎

　　亚急性甲状腺炎（简称亚甲炎）是一种被病毒感染后甲状腺组织出现的非细菌性炎症。不典型者还需加做甲状腺细针穿刺或甲状腺吸碘率检查。轻症患者只需口服止痛药物，病情较重的患者需要口服激素治疗。被破坏的甲状腺会释放过量的甲状腺激素进入血液循环，有心慌、怕热等甲亢症状的患者还需要口服普萘洛尔来阻断这种效应。

亚急性甲状腺炎在不同病程的不同表现

亚急性甲状腺炎起病前 1～3 周往往有咽炎、腮腺炎、麻疹等病毒感染表现，可伴有发热、食欲减退、肌肉酸痛等全身症状。甲状腺肿大多为一侧，质地较硬，触痛明显，可持续 4～6 周。血液检测可发现血沉明显升高，可伴白细胞升高。

亚急性甲状腺炎患者在早期出现甲亢的症状是一过性的，甲状腺功能大多正常，一般不需要药物治疗。疾病中期若出现甲减的症状是由于原来合成并储存在甲状腺内的甲状腺激素已经耗竭，此时由于甲状腺滤泡细胞功能没有恢复，故来不及合成新的激素，从而出现甲减。到恢复期时，大多数患者的甲减症状可以缓解，只有约 5％的患者会发生永久性甲减。

急性甲状腺炎，牙痛惹的祸

【病案实例】

孙女士近 1 个月来左侧的智齿反复疼痛，虽然牙痛不是病，但她自觉"久病成良医"，一直在家附近的诊所配甲硝唑吃。可是从昨晚开始，不仅牙痛厉害了，脖子也开始痛得不能动了，她摸颈部的皮肤也好像有些发热。不知脖子痛是什么原因，但牙肯定是有问题的，因此孙女士一早赶紧去医院挂了口腔科的号。在去医院的路上，孙女士觉得有点冷、喉咙也痛，在医院的预检台测了体温 38.7℃。口腔科医生检查了孙女士的牙齿后，开了验血单，并让孙女士同时要看甲状腺科。

"脖子疼是牙疼引起的甲状腺问题吗？我的智齿以前经常疼啊，一直吃甲硝唑，脖子也没疼过啊……"孙女士纳闷地僵着脖子走出口腔科，等在了甲状腺疾病诊疗中心门口。

医生询问了孙女士的病情后，做了甲状腺体检，又让她立即做甲状腺彩超，并抽血检查甲状腺功能。很快，超声做好了，报告描述：低回声区，形态不规则，呈片状，边界模糊……验血报告上也是箭头高高低低。孙女士忐忑不安地拿着报告回到门诊，医生告诉她得了急性甲状腺炎，幸好就诊不算太晚，现在甲状腺还没有化脓。医生让孙女士不用紧张，坚持吃甲硝唑和头孢类抗生素，注意休息，观察颈部症状的变化即可。

孙女士拿着血检报告及药方再回到口腔科，口腔科医生也说服药 1 周后复诊，待感染控制后要拔牙，以消除感染隐患。孙女士悬着的一颗心终于放下了。

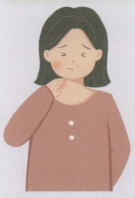

我的智齿以前经常疼啊，脖子也没疼过啊……

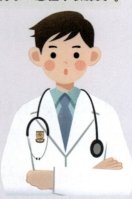

你得了"急性甲状腺炎"。

什么是急性甲状腺炎

急性甲状腺炎又名化脓性甲状腺炎，可由细菌、真菌、病毒、寄生虫等各种病原体感染所致。急性甲状腺炎可由于存在甲状腺附近的或身体远处的炎症，在抵抗力降低的情况下诱发，起病突然，急性期全身中毒症状明显，包括高热、大汗、咽痛、吞咽困难及全身不适症状。患者的甲状腺及周围皮肤局部可有"红、肿、热、痛"的明显炎症表现。

得了急性甲状腺炎有什么表现

在疾病早期，患者的甲状腺功能一般正常，少数患者由于甲状腺滤泡被大量破坏，造成甲状腺激素外溢，可出现一过性甲亢。因甲亢的程度较轻，一般不需用抗甲状腺药物治疗。极个别患者由于没有及时正确地治疗，导致病情迁延反复，在病程晚期可有甲减的表现，需用甲状腺激素替代治疗。少数患者可能形成慢性甲状腺脓肿，需手术治疗。患者需要随访甲状腺超声检查。随着病情的恢复，多数病变可以减少或消失。

急性甲状腺炎可形成局部组织的化脓及坏死，如不及时治疗，脓肿可波及周围组织，会发生严重感染或压迫呼吸道，危及生命。绝大多数急性化脓性甲状腺炎经合理、有效的抗生素治疗，其预后良好，不留后遗症，不引起甲减。

一种不痛的甲状腺炎

20 世纪 70 年代，人们注意到一种新的甲状腺炎症类型，名为亚急性淋巴细胞性甲状腺炎，又称无痛性甲状腺炎、安静性甲状腺炎、静息型甲状腺炎、甲状腺功能亢进症自发缓解性淋巴细胞性甲状腺炎、产后无痛性甲状腺炎等。

亚急性淋巴细胞性甲状腺炎的特点和 4 个阶段

亚急性淋巴细胞性甲状腺炎占所有具有甲亢表现患者中的 1%～23%，任何年龄均可发病，但以 30～50 岁多见。男女之比为 1∶2～1∶5，碘充足地区的患病危险性较高，有些妇女发病在妊娠期和产后。

发病后多先出现轻、中度的甲亢症状，表现为乏力、消瘦、多汗、怕热、心悸、失眠及兴奋等，但常无格雷夫斯病的突眼和胫骨前黏液性水肿表现。甲状腺可有一侧或双侧轻、中度肿大，但也可以没有甲状腺肿大。肿大的甲状腺质地稍硬，没有结节、囊肿，无疼痛也无压痛，这与亚急性甲状腺炎有明显的区别。患者的白细胞计数正常，半数患者的红细胞沉降率升高。有少部分患者可发生永久性甲减。

亚急性淋巴细胞性甲状腺炎的特点是甲状腺发生了炎症性的破坏，甲状腺功能受到暂时性的影响，但是甲状腺却完全没有疼痛。典型病例可经历 4 个阶段：最初可有甲状腺功能亢进，随后功能降至正常，接着出现甲状腺功能减退，最终甲状腺功能又恢复正常，这 4 个阶段历时大约 1 年。非典型病例则可能没有这样明显的阶段变化，也可能不能完全恢复，始终处于甲减状态。

亚急性淋巴细胞性甲状腺炎的诊断与治疗

亚急性淋巴细胞性甲状腺炎的病因不清，有专家认为与病毒感染有关，但未发现患者携有病毒及其抗体；也有学者认为本病是一种自身免疫性疾病，与桥本甲状腺炎及格雷夫斯病（甲亢最常见的一种）有相似的病因。因此，本病的确切病因与发病机制仍在研究中。由于本病病理改变主要为淋巴细胞浸润，加之伴随的甲状腺自身抗体阳性，更多学者将其归类为桥本甲状腺炎的一种特殊临床类型。

　　诊断该病主要依据短暂的甲状腺毒症表现，血清甲状腺激素水平升高而甲状腺摄碘率降低，即出现分离现象。甲状腺不大或仅轻度增大时更应提高警惕。甲状腺组织及细胞学检查（甲状腺粗针及细针穿刺）可见到甲状腺内有淋巴细胞浸润，有助于确诊。

　　治疗的关键在于早期诊断，要避免不适当及不必要的抗甲状腺药物治疗。在甲亢阶段，使用普萘洛尔可缓解大部分患者的临床症状。甲减阶段一般不需治疗，如症状明显可短期（＜6个月）小剂量应用甲状腺激素。如出现永久性甲减则需要终身替代治疗。由于本病经常复发，随着甲状腺抗体滴度升高，有发生甲减的潜在危险，需定期复查甲状腺功能。

特别提醒

亚急性淋巴细胞性甲状腺炎的特点

甲状腺发生了炎症性的破坏，甲状腺功能受到暂时性的影响，但是甲状腺完全没有疼痛。

亚急性淋巴细胞性甲状腺炎的诊断主要依据

短暂甲状腺毒症表现，血清甲状腺激素水平升高而甲状腺摄碘率降低，即出现分离现象。

治疗的关键在于早期诊断！

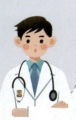

桥本甲状腺炎到底是什么病

　　桥本甲状腺炎又称慢性淋巴性甲状腺炎，最早由日本的桥本医生首先报道，故被称为桥本甲状腺炎。

好发于女性的桥本甲状腺炎有什么症状

桥本甲状腺炎是一种器官特异性自身免疫性疾病，发病机制尚未被完全阐明，可能是在遗传易感性基础上的免疫功能紊乱。本病多发生于 40 岁左右的妇女，男性少见，男女之比为 1∶20 左右。

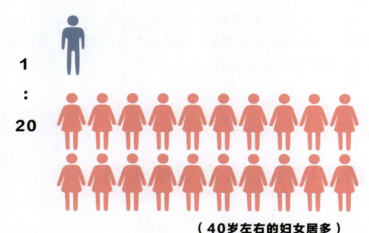

（40岁左右的妇女居多）

患桥本甲状腺炎的男女比例

桥本甲状腺炎起病隐匿，常无特殊症状。80%～90%的患者主要表现为甲状腺肿大，甲状腺质地坚韧如橡皮样，可有甲状腺结节。不少患者可长期保持甲状腺功能正常，有些患者早期可有甲亢表现，晚期由于甲状腺发生萎缩可出现甲减。血清甲状腺球蛋白抗体（TgAb）和甲状腺过氧化物酶抗体（TPOAb）出现高滴度阳性。

哪些危险因素容易导致桥本甲状腺炎

桥本甲状腺炎是甲减发生的最常见原因，发展缓慢，可以维持多年不变，少数的情况自行缓解。对于发生甲减的患者，应采用甲状腺激素替代疗法，并随访观察，调整用量。

患者应该定期进行甲状腺超声检查。有报道发现，桥本甲状腺炎患者发生甲状腺癌的概率高于一般人群。计划怀孕、已怀孕及有流产史的女性应及时就诊，进行甲状腺疾病筛查、诊断及治疗，以便在医生的指导下合理用药。

对于血清 TgAb 和 TPO-Ab 升高，尚无特殊干预措施。有报道称，每日补充硒 200 微克可能有一定疗效。免疫抑制剂对本病的效果尚无确切的结论。

桥本甲状腺炎尚无明确的预防措施。长期摄入过多碘、精神压力过大是发病的重要危险因素，因此要注意合理饮食，避免过度紧张和情绪剧烈波动，定期体检。

桥本甲状腺炎会变成癌吗

哪种甲状腺癌最常见

甲状腺癌是头颈部比较常见的恶性肿瘤，占全身恶性肿瘤的1%，女性多见。随着对健康的关注以及体检的普及，甲状腺癌近年来在全球范围内的发病率持续上升，在女性肿瘤发生率中排第六位，但死亡率变化很小。

甲状腺癌主要分为滤泡状、乳头状、髓样癌和未分化癌共 4 种病理类型，以乳头状甲状腺癌最为常见。乳头状甲状腺癌的恶性程度较轻、预后较好。目前，乳头状甲状腺癌的主要治疗方式为手术治疗，以及手术后的甲状腺激素抑制治疗，病情严重的患者术后需要放射性碘治疗。

桥本甲状腺炎与甲状腺癌的关系

桥本甲状腺炎患者的甲状腺呈弥漫性病变，患者多表现为甲状腺局部肿块或结节，且临床表现多样化。世界卫生组织曾于 1959 年对 829 名桥本甲状腺炎患者进行了为期 22 年的临床随访，发现只有两名患者发生了甲状腺癌。自那以后，桥本甲状腺炎和甲状腺癌之间的联系一直存在争议。近年报道，桥本甲状腺炎合并甲状腺癌的病例日益增多。

　　桥本甲状腺炎与甲状腺癌存在一定关系，二者合并在病理形态上经历了从桥本甲状腺炎—滤泡上皮增生—不典型增生—癌变的过程，但目前没有直接的证据证明桥本甲状腺炎是甲状腺癌的癌前病变。一项包含71篇文章的荟萃分析显示，44 034名甲状腺癌患者中11 132名患有桥本甲状腺炎，患有桥本甲状腺炎的甲状腺癌患者，其肿瘤的生长速度更快。不少研究认为桥本甲状腺炎是甲状腺癌的独立危险因素，值得关注，但也有研究认为二者间的关联并没有那么紧密。

特别提醒

　　桥本甲状腺炎不是癌前病变，患者不必过分恐惧，遵医嘱定期复查甲状腺功能和B超就可以了。

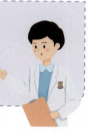

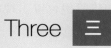

Three 三

甲状腺功能亢进症

甲亢的症状多种多样，
一不小心还危及生命，
怎么回事？

心慌消瘦就是甲亢？没那么简单

当人们出现心慌、消瘦等症状时，往往会想到自己是不是患了甲亢，其实不一定。即便化验单上甲状腺激素是升高的，也不一定就是甲亢，只能说是甲状腺毒症。因为一些甲状腺功能本身并没有亢进的甲状腺疾病，如亚急性甲状腺炎、桥本氏甲状腺炎等，在早期阶段也可以出现血清甲状腺激素升高。因此，甲状腺毒症与甲亢并不能直接画等号。

甲亢有什么症状

甲状腺毒症最常见的原因是格雷夫斯病，这是一种受遗传因素、环境因素和心理因素影响的自身免疫病。甲亢跟其他原因导致的甲状腺毒症产生的症状是相似的，主要包括怕热多汗、疲乏无力、烦躁易怒、睡眠不佳、食欲亢进、体重下降、腹泻、心率增快、胸闷气短、双手颤动。

甲亢在此基础上还会出现眼球突出、流泪、怕光、脖颈增粗等表现。除此之外，还有个别甲亢患者会出现特殊症状，比如肌肉酸软、瘫软乏力，女性月经减少，男性性欲衰退，皮肤黏液性水肿。

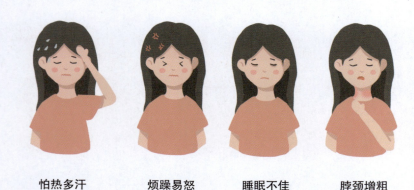

怕热多汗　　　烦躁易怒　　　睡眠不佳　　　脖颈增粗

甲亢与甲状腺毒症的相似症状

如何区别甲状腺毒症与甲亢

首先询问病史，患者是否误食动物甲状腺组织（鸭脖子等）；是否服用过量的甲状腺激素，如左甲状腺素钠（L-T$_4$，商品名优甲乐）；是否在孕期等。

相关检验和检查项目可协助医生确诊到底是甲亢还是其他原因引起的甲状腺毒症，包括血清甲状腺激素、甲状腺自身抗体检测、甲状腺 B 超、^{131}I 摄取率和甲状腺放射性核素扫描。

总之，对甲亢的病情和病因判断，不能单纯根据心慌、消瘦等表现，更要进行规范的化验和检查。

特别提醒

一旦出现某个或某些类似症候，或者查出甲状腺功能异常，就要及时去内分泌科就诊，以免延误治疗。

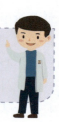

心律失常别忘查查甲状腺

【病案实例】

吴大爷今年 68 岁，最近总是因为一些小事和居民们吵架，生气的时候还经常捂着胸口感觉喘不上气。这段时间，吴大爷发现自己的小腿开始浮肿，楼梯也爬不动，不得已去了医院。医生诊断他得的是心律失常的一种，叫作"心房颤动"。经过检查，医生最后确诊吴大爷患有甲亢性心脏病，建议他去内分泌科就诊。

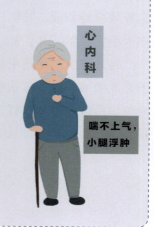

心内科

喘不上气，小腿浮肿

甲状腺激素是甲状腺所分泌的激素，可以维持人体正常的新陈代谢。但是如果体内甲状腺激素过多（即甲亢）或过少（即甲减），都会影响身体的健康。

甲亢与心律失常

甲状腺激素作用于全身，绝大多数全身组织都有甲状腺激素受体，而心肌细胞表面 T_3 受体格外多，所以心脏对甲状腺激素特别敏感。如果甲状腺激素过多，既可以直接刺激心脏的传导系统和心肌细胞，引起心跳的节律发生改变、心肌收缩力增强；也可以通过增强儿茶酚胺的作用，间接刺激心脏的活动。其结果在临床上一般表现为快速性心律失常，包括窦性心动过速、房性早搏、阵发性心动过速、心室扑动等，最常见的就是心房颤动。

此外，长期过多的甲状腺激素还可以引起心脏泵功能的衰竭，临床上表现为心功能不全，出现胸闷、气喘、下肢浮肿、活动耐受性差的症状。极少数甲亢患者还会出现心绞痛的表现，多为冠状动脉供血相对不足，与冠脉痉挛、微循环障碍和血液流变学异常有关。

甲减与心律失常

如果甲状腺激素过少，全身代谢下降，导致水钠潴留，组织毛细血管通透性增加及局部淋巴回流减慢，以及因局部黏液性水肿，造成浆膜腔积液，其中以心包积液最为多见。甲减导致的心包积液多为小量，亦可中至大量。

另外，由于缺乏甲状腺激素，患者可表现为心率减慢，且患者的心肌收缩无力，每次收缩能够射出的血液量下降，即每搏输出量减少。所以和甲亢一样，临床上患者也可表现为胸闷、气喘、下肢浮肿等心功能不全的表现，但病理机制完全相反。

得了甲亢却懒洋洋，怎么回事

【病案实例】

　　近半年来张奶奶不知怎么了，总觉得乏力，每天懒洋洋的，动不动就觉得心慌、困倦，但夜里又睡不着。张奶奶平时喜欢看戏听剧，现在也提不起兴趣，对喜欢吃的红烧鱼也吃不了几口。张奶奶渐渐消瘦，她的家人慌了，赶紧带他去医院。到了医院却不知该挂哪个科。听了导医的建议，看了甲状腺疾病诊疗中心内科门诊，张奶奶被诊断患了甲亢。张奶奶的家人觉得很奇怪，得了甲亢不是应该会脾气暴躁、吃得多吗？跟张奶奶的情况是相反的吧……

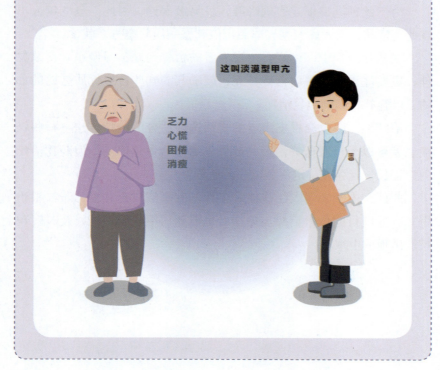

什么是淡漠型甲亢

多数甲亢患者表现为心慌、手抖、怕热、多汗等，而淡漠型甲亢是甲状腺功能亢进中的特殊类型，常发生于老年患者，临床表现为食欲不振、精神萎靡、思维行动迟钝。

由于多数老年人有慢性病，因此淡漠型甲亢发病后不容易被发现；而且甲状腺肿大不明显，甲亢时多见的症状如目光炯炯有神、突眼也很少见，反而双目呆滞无神。淡漠型甲亢的临床表现是多样的，比如恶心、食欲不振；神情淡漠、对周围事物提不起兴趣；反应迟钝，注意力难以集中；严重者可伴有心悸，甚至出现心房颤动。由于长时间未被发现，诊断时常常病情较重。

淡漠型甲亢的治疗和注意事项

由于此种类型甲亢表现隐匿，极易被误诊，因此一旦老年人出现此类症状，千万别忽视，以免进展到恶病质状态方来就诊。

在治疗过程中，一定要重视患者的营养问题，即便患者食欲欠佳，更要注重高效率的营养补充，鼓励其多吃些含有优质蛋白的食物，以弥补长期的能量消耗。

治疗上，医生会根据患者的病情选择适合的治疗方法。一些轻症患者可以予口服药物治疗，部分患者可治愈且停药，但药物治疗的疗程长，且存在一定不良反应，易复发。

此外，由于老年人往往伴有多种基础疾病或合并症，若欲根治甲亢，建议行同位素治疗。治疗后也要随访甲状腺功能，及时发现可能出现的甲减。

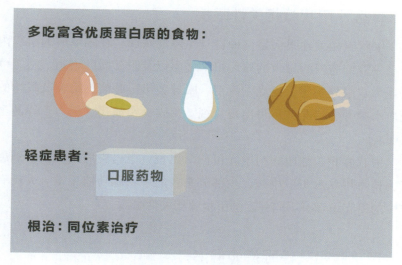

多吃富含优质蛋白质的食物：

轻症患者：口服药物

根治：同位素治疗

淡漠型甲亢的治疗和注意事项

眼睛红肿，病却在甲状腺

【病案实例】

张先生平时空闲的时候就爱玩手机游戏。最近1个月，他总感觉眼睛不舒服，有异物感，而且怕光、容易流泪。早上起来，他的眼睛总是红红的，眼皮浮肿，眼球突出。起初张先生觉得是自己手机看太多了，就减少了看手机的时间，但感觉症状不但没有好转，反而逐渐加重，偶尔还会有重影。张先生去医院看眼睛，眼科医生建议他查甲状腺。张先生一头雾水，医生说："你眼睛的问题可能跟甲状腺有关，需要做进一步检查。"几天后，张先生复诊时被确诊为格雷夫斯眼病，又名甲状腺相关性眼病。

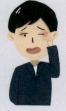

什么是甲状腺相关性眼病

甲状腺相关性眼病是一种自身免疫性眼病，在眼球后的组织内出现免疫细胞浸润导致的球后组织增生以及眼外肌的增粗。患者可表现为双眼异物感、畏光、流泪、眼球突出、肿痛、结膜及眼睑的充血水肿等，情况严重可出现复视、角膜炎及溃疡、视力下降甚至失明。

甲状腺相关性眼病与甲亢可同时出现，也可先后出现。个别患者为桥本甲状腺炎、甲减，少部分患者的甲状腺功能正常。大概有25％的甲亢患者有不同程度的甲状腺相关性眼病。

甲状腺相关性眼病如何治疗

如果是轻度的甲状腺相关性眼病，患者不必过于担心，大多可随甲状腺功能的正常而逐渐好转。治疗上以局部滴眼药水处理为主，同时可口服硒制剂，如硒酵母。若是中、重度眼病，并在炎症活动期，除上述治疗外，还需进行激素冲击治疗，严重者需要结合球后放射治疗，甚至手术。

甲状腺相关性眼病患者在生活中的注意事项

首先应该选择适碘低盐饮食，其次是戒烟。吸烟，包括二手烟是甲状腺相关性眼病出现及加重的重要原因。此外，眼睛的休息、避光也是非常重要的，过度用眼、强光刺激都会加重眼病。最重要的是要维持甲状腺功能的正常、平稳，在甲亢治疗过程中，甲亢的加重和甲减的发生往往会加重眼病。

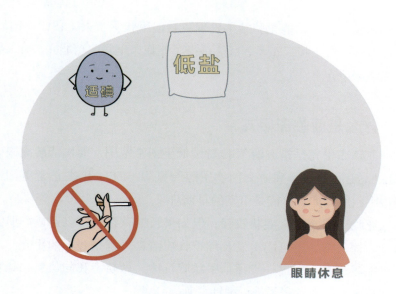

生活中的注意事项

体检发现促甲状腺激素下降，这也是甲亢吗

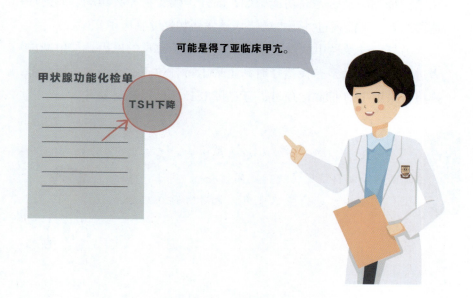

可能是得了亚临床甲亢。

甲状腺功能化检单

TSH下降

如果甲状腺功能化验结果发现只有促甲状腺激素（TSH）下降，其他甲状腺激素指标正常，可能是得了亚临床甲状腺功能亢进症（简称亚临床甲亢）。

什么是亚临床甲亢

亚临床甲亢是指血清 TSH 持续低于正常范围，而血清游离三碘甲腺原氨酸（FT_3）和游离四碘甲腺原氨酸（FT_4）仍在正常范围的轻型甲状腺毒症，可能是甲亢的早期阶段。

亚临床甲亢通常症状较轻，但如果长期存在，可以造成心肌损害、心律失常，还可能诱发及加重骨质疏松。越是轻型的甲亢，原因可能越复杂，应进一步评估甲状腺抗体，做超声和同位素扫描检查，甚至一些患者需要进行细针穿刺。

可能导致亚临床甲亢的原因有哪些

多种病因可导致亚临床甲亢。常见的有如检测发现自身免疫性抗体促甲状腺激素受体抗体（TRAb）阳性，提示存在与自身免疫相关的亚临床甲亢；如果甲状腺超声检查发现有结节，还需要通过同位素扫描判断是否是高功能腺瘤；部分含碘药物如胺碘酮、放射性造影剂等，可能通过外源性碘摄入诱发药物性亚临床甲亢。

另外，外源性甲状腺激素摄入过多也是常见的原因。如甲减患者进行甲状腺激素替代治疗时，出现了矫枉过正；或手术后甲状腺癌患者采用 TSH 抑制治疗时，有意将 TSH 压低以避免复发。

特别提醒

因此，一旦体检发现亚临床甲亢，需要及时到内分泌科就诊，进行病因排查。

明确病因后的亚临床甲亢方可得到正确的治疗。

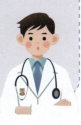

出租车司机猝死于车内，甲亢性心脏病惹的祸

【病案实例】

　　曾经有一篇新闻报道：一名中年男性出租车司机猝死在驾驶座座位上。据死者妻子称，该名出租车司机57岁，身患甲亢多年，并无其他疾病，一直自认为无大碍，很少就医。"甲亢"成为该司机猝死的焦点，引起众人骇然。甲亢真的可以引起猝死吗？

　　虽然甲亢的主要症状很多人都熟悉，但"甲亢也有并发症"这个概念，普通人却不清楚。甲亢的并发症确实可以出现引发猝死等危及生命的情况。

甲亢对心脏的影响

　　甲亢对心血管系统的危害最大，会伴有许多心血管系统的异常，但不能都被称为"甲亢性心脏病"。甲亢可以引起心跳加快，但只有出现心律失常，尤其是最为常见的心房颤动（简称房颤）才能被诊断为甲亢性心脏病。甲亢会引起下肢水肿、心悸、气短，活动时体力下降，但也不能笼统地称之为"心衰"。

　　在医学上，甲亢性心脏病需要有经验的医生结合病情、病史做出综合判断。甲亢性心脏病包括以下三种严重的类型：

- 心律失常：甲亢伴有房颤的发生率为14%～20%，且与甲亢患病的病程关系不大。有些年轻患者刚刚出现甲亢就发生了房颤，甚至有些患者是因为房颤就诊于心内科，才发现自身存在甲亢。房颤引起的栓塞性疾病是猝死的重要原因之一，包括肺栓塞和脑梗死等。

- 心力衰竭：长时间的甲亢可以使心脏结构发生变化，导致心脏扩大甚至心力衰竭，一旦发展为心衰，则病情危重。
- 冠状动脉痉挛：甲亢还会引起给心脏供血的血管——冠状动脉痉挛，致使心肌供血异常，发生急性冠脉综合征，甚至心梗，这是甲亢性心脏病引起猝死的主要原因。

甲亢性心脏病患者的就诊须知

一旦确诊甲亢性心脏病，患者需要尽快就诊于诊疗经验丰富的综合医院进行治疗，因为甲亢性心脏病需要多学科联合诊治，包括内分泌科、心内科、重症监护室（ICU）、核医学科，甚至需要肾内科或甲状腺外科专家一起协同作战。

治疗的第一步为控制严重的心脏症状，把对心脏的危险控制在最低，包括控制、改善心衰，平衡内环境。这是非常重要的一步，以便为后续的甲亢治疗创造条件。

在甲亢治疗方案的选择上，首选同位素治疗。无论是甲亢引起心脏病，还是在甲亢之前已经有基础性心脏病，都需要快速解决甲状腺激素对人体的不良影响。同位素治疗作为一把"无形的手术刀"可以在 2～3 个月快速解决甲亢。因此，越是严重、危及生命的甲亢并发症，越是应该果断选择同位素治疗。治疗的目标是使接受治疗的患者发生甲减，以防止甲亢复发。

甲亢性心脏病患者生活方式的注意事项

- 饮食：碘作为甲状腺激素合成的原料，对维护甲状腺功能十分重要，如患者在甲亢尚未控制前，需要忌高碘，包括从饮食、药物中可获得的碘，以免加重甲亢。一旦接受同位素治疗转变为甲减后，适碘饮食即可。对于心衰患者还要控制盐的摄入量，每天摄入的盐小于 6 克，即采用低钠饮食。
- 戒烟：吸烟可诱发、加重甲亢相关性眼病，对甲状腺癌也有明确影响，且对心血管系统的影响极大。

● 健康的生活方式、规律的作息时间：保证充足的睡眠和保持愉悦的心情是预防甲状腺疾病和避免心血管意外的重要因素。

甲亢了，人怎么瘫了

【病案实例】

　　30 岁的陈先生平时身体健康，喜欢运动。最近因为工作忙，经常加班，他总觉得四肢乏力，但睡一觉就好了。"可能是因为工作太累了。"陈先生安慰自己。周末陈先生约了好友小酌，谁知酒没喝多少，他就觉得手脚酸软无力，随即瘫倒在地。陈先生的朋友赶紧叫了救护车把他送往医院。急诊检查发现血钾仅有 1.8 毫摩／升（正常标准为 3.5 ～ 5.5 毫摩／升），经过补钾治疗后陈先生的症状很快改善。医生进一步追问下，发现陈先生最近几月出现心慌、怕热的症状，而且脾气容易急躁，体重也下降了不少。医生给他完善了甲状腺相关的检查，陈先生最终被确诊为"甲亢低钾性周期性麻痹"。

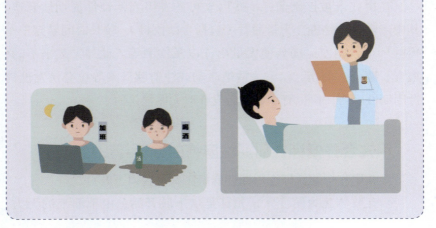

什么是甲亢低钾性周期性麻痹

周期性麻痹是以反复发作的骨骼肌弛缓性瘫痪为特点的肌肉疾病，根据发作时的血钾浓度可分为低钾、正常钾和高钾性三种。低钾性周期性麻痹是其中最常见的类型，以发作性肌无力，伴有血钾降低，补钾后症状能迅速缓解为特征。如未及时发现异常，不能及时补钾，严重时可因呼吸肌麻痹而造成呼吸困难，甚至导致窒息、心律失常、心脏停搏等。

低钾性周期性麻痹按病因可分为原发性和继发性两类，原发性多与遗传相关，如常染色体显性遗传的家族性低钾性周期性麻痹；继发性是继发于其他疾病引起的低血钾而致病，常见的有甲亢所致的低钾性周期性麻痹。

甲亢低钾性周期性麻痹是甲亢的一种特殊表现形式，会发生在某些甲亢还没有被诊断、病情没有得到控制的患者身上，以发作性肌无力和低钾血症为特征。甲亢被控制后，低钾性周期性麻痹多数不再复发。

哪些原因会诱发甲亢低钾性周期性麻痹

甲亢低钾性周期性麻痹患者多见于亚洲和拉丁美洲，尤其在我国和日本。中青年群体发病较多，男性多于女性，男女比例从 17 : 1 到 70 : 1 不等。

在甲亢未被控制前，一些因素可诱发甲亢低钾性周期性麻痹。其中最常见的是进食大量甜食（包括含糖饮料），较长时间暴露于寒冷的环境，剧烈运动致使大量出汗以及饮酒等。此外，久坐不动、饱食、感染、创伤、焦虑、情绪激动或注射胰岛素等也会诱发低钾性周期性麻痹，但也有少数患者发作时无明显诱因。

甲亢合并低钾性周期性麻痹的诊断与治疗

诊断甲亢合并低钾性周期性麻痹需要符合以下几点：

- 有肢体乏力的症状，尤其是从下肢开始，由下而上的无力、发作性软瘫。

- 发作时血清钾低于 3.5 毫摩 / 升，且予钾盐治疗有效。
- 有甲亢的临床表现和体征。
- 甲状腺功能检查提示甲亢。
- 排除其他疾病所致继发性低血钾麻痹。

甲亢患者出现低血钾的根本原因在于甲亢本身，因此补钾虽能快速改善症状，但只是"治标"，仍有可能复发。只有彻底治愈甲亢才是"治本"。周期性麻痹发作时，需要尽快补钾，尽快将血钾恢复至正常水平；然后需尽快控制甲亢——优先选择 [131]I 治疗。待甲亢治好后，低钾周期性麻痹也就不会再发生了。

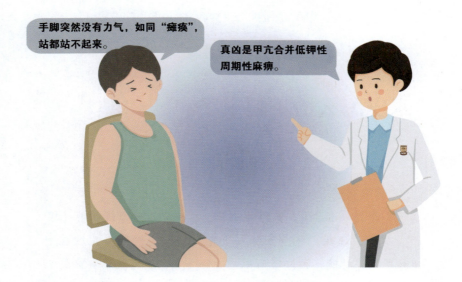

特别提醒

注意避免大量摄入甜食、饮酒，冬季注意保暖，不要劳累。尽早控制甲亢是治疗低钾性周期性麻痹的根本措施。因此，对于既往没有诊断甲亢而出现低钾性周期性麻痹者一定要警惕是否有甲亢，及时明确诊断，及时治疗。

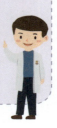

避免进食高碳水化合物的食物

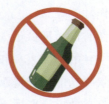

避免饮酒

避免情绪激动

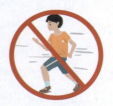

避免剧烈运动

甲亢低钾周期性麻痹的注意事项

眼皮怎么抬不起来了

【病案实例】

　　小李是一位30多岁的帅小伙，1年前开始出现怕热、多汗、心慌、烦躁，体重下降5千克，到当地医院查甲状腺B超和甲状腺功能，被诊断为甲亢。他一直在服用抗甲状腺药物治疗，甲状腺化验指标显著下降，心慌、怕热、多汗等不舒服的症状明显好转。2个月前，小李出现双侧眼球突出、闭目困难、畏光、流泪等症状，1月前出现右侧眼皮上抬困难，晨轻暮重，需要仰头看人。小李去住院检查，经过一系列眼眶发射计算机断层显像（ECT）、眼眶磁共振、眼肌疲劳试验、新斯的明试验、重复电刺激等专项检查后，他被诊断患有弥漫性甲状腺肿伴甲亢，甲状腺相关性眼病合并重症肌无力（眼肌型）。

经过控制甲亢、规范应用糖皮质激素和溴吡斯的明等治疗，小李的右眼皮终于恢复正常。病情虽然好转了，但是小李的心里一直犯嘀咕："我明明得的是甲亢，怎么眼皮还抬不起来了呢？"

我的眼皮怎么抬不起来了？

治疗前　　　　　　　　　治疗后

什么是重症肌无力

重症肌无力是由自身抗体介导的获得性神经－肌肉接头传递障碍的自身免疫性疾病。乙酰胆碱受体（ACh）抗体是最常见的致病性抗体。临床表现为全身骨骼肌均可受累，为波动性无力和易疲劳性，症状呈"晨轻暮重"，活动后加重，休息后可减轻。其中，眼外肌最易受累，表现为对称或非对称性上睑下垂和／或双眼复视，是重症肌无力最常见的首发症状，见于80%以上的患者。

患者也可出现面肌、咀嚼肌、咽喉肌、颈肌受累导致的咀嚼、吞咽困难，饮水呛咳，声音嘶哑，抬头困难等。肢体无力以近端为主，表现为抬臂、梳头、上楼梯困难，但感觉正常。严重的呼吸肌无力可致呼吸困难。

肌无力常从一组肌群开始，逐渐累及其他肌群，直到全身肌无力。部分患者在短期内可出现病情迅速进展，发生肌无力危象。

为什么甲亢会合并重症肌无力

重症肌无力与格雷夫斯病均为自身免疫性疾病，因此容易合并出现。这两种情况同时出现时会总结成一句话——"一朝免疫乱，甲亢难抬眼"。

甲亢合并重症肌无力约占1%。而眼肌型重症肌无力（OMG）是重症肌无力的最常见类型。甲亢并不直接引起OMG，甲亢时甲状腺激素分泌增加，乙酰胆碱分解加速。由于缺乏乙酰胆碱，故在神经肌肉接头处神经冲动传递发生障碍，在患者的血液中出现抗肌纤维抗体和抗甲状腺抗体，以上抗体可损害乙酰胆碱受体，影响神经肌肉接头传递功能而出现肌无力。

甲亢突眼合并重症肌无力怎么治疗

治疗重点为尽快控制甲亢，减轻甲状腺激素对神经肌肉接头的影响和改善甲亢高代谢症状。

治疗重症肌无力可用抗胆碱酯酶药改善症状，也可使用规范的糖皮质激素免疫抑制治疗（静脉应用激素冲击治疗改善甲亢突眼后口服泼尼松治疗）。症状较重者可以联合其他免疫抑制治疗。

临床上经常有甲亢伴眼肌型重症肌无力被误诊，如误诊为甲亢突眼、甲亢性慢性肌病。如何在疾病早期、不典型期对其进行鉴别，也是临床诊断中的一个难点。早发现、早诊断、正规治疗，病情可以得到明显改善。

治疗甲亢，吃药还是同位素治疗好

目前，甲亢的治疗措施主要为抗甲状腺药物治疗、同位素治疗和手术治疗，这三种方法各有各的优缺点。在全球范围内，绝大多数国家采用抗甲状腺药物治疗，其次是同位素治疗，而手术治疗较少。

药物治疗的优缺点和不良反应

治疗药物分为两类：以甲巯咪唑为代表的咪唑类和以丙硫氧嘧啶为代表的硫脲类。药物治疗最大的好处在于相对安全，治疗后不仅可有效控制甲亢状态，还可从病因学上纠正甲状腺自身免疫紊乱，不会发生永久性甲减，这对处于生长发育期的儿童、青少年尤为重要。如无特殊情况，大多数患者均可接受药物治疗。

缺点是疗程长且复发率高达50%，治疗过程中需要频繁复诊、调整用药方案。在治疗早期阶段（治疗开始最初的3个月内）、药物剂量较大时，有10%左右的患者会出现药物不良反应，包括皮肤过敏、肝功能损伤和白细胞减少等。

同位素治疗的原理和优缺点

同位素治疗治愈率高即利用放射性碘元素被甲状腺吸收的原理，通过射线杀死亢进的甲状腺细胞，使甲亢迅速得到控制，常被称为"隐形手术"。多数患者仅需服用一次同位素即可实现甲亢的控制，同位素治疗简单、方便，且治愈率高。

缺点是很容易发生永久性甲减，若甲亢突眼较严重，可使突眼加重，不能纠正甲状腺自身免疫紊乱，血清TRAb水平长期居高不下。因此接受同位素治疗后的妇女怀孕后需要密切监控TRAb水平，以免出现新生儿甲亢。

手术治疗的优缺点

手术治疗是最早用来治疗甲亢的手段，已经有百年多的历史。优点在于通过成功切除甲状腺，使甲亢得到有效控制，从病因学上纠正甲状腺自身免疫紊乱，治愈率较高。缺点是创伤性治疗，可导致出血，甲状旁腺、喉返神经损伤，有诱发甲亢危象的风险。由于抗甲状腺药物、同位素治疗的出现，目前临床较少采用手术治疗，主要用于甲亢合并巨大甲状腺肿、甲状腺癌、严重突眼等的治疗。

各种治疗方法如何选择

药物及同位素治疗各有优缺点，具体应该怎么选择呢？一般来说，药物治疗适用于初发甲亢，病情轻，甲状腺肿大不明显，且白细胞、肝功能都正常，无甲亢并发症的患者。

对于甲亢复发、药物治疗效果差、抗甲状腺药物过敏、白细胞减少、肝功能不全、年纪较大，以及合并有甲亢性心脏病、低钾性周期性麻痹等的患者，建议首选同位素治疗。

特别提醒

　　由于每位患者的病情各不相同，选择治疗方案需结合病情、患者个人意愿及可耐受的方式，在以"患者为中心"的原则下，医生和患者共同制订适合患者个体化的最优治疗方案。

药物治疗 ➡ 初发甲亢，病情轻，无并发症

同位素治疗 ➡ 甲亢复发，白细胞少，肝功能不全，老年患者，甲亢性心脏病

以"患者为中心"，共同制订最优方案。

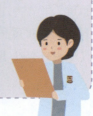

甲亢吃药讲究多

抗甲状腺药物是甲亢主要治疗手段，但药物治疗并不是甲亢患者的完美选择，患者及家属务必要了解抗甲状腺药物的基本常识。面对甲亢，医生会通过跟患者沟通到底选择何种治疗方式，共同制订治疗方案。

目前在我国可以使用的抗甲状腺药物有甲巯咪唑和丙基硫氧嘧啶两种。除了在怀孕早期必须使用丙基硫氧嘧啶外，其他情况下甲巯咪唑的使用范围更广泛。

药物治疗复发率高，需长期服用

服药 4 ~ 8 周后，由于血中甲状腺激素水平被控制，甲亢的症状会可以明显缓解，但此时甲亢并非"好了"，是不能停药的，而是需要定期复查甲状腺激素指标，在医生的指导下逐渐减量，并在最小剂量时维持 6 ~ 12 个月甚至更长时间。

当然，随着病情的缓和，后期到医院复诊的频率也会大大降低，最终经医生评估后决定是否停药，通常整个疗程为 1 年半到 2 年。如果在疗程结束时所用药物的剂量不大，白细胞、肝功能、甲状腺功能正常，而 TRAb 尚未转阴等情况下可小剂量再用一个疗程，从而实现治愈。

在这一过程中切忌中途停药，擅自停药可能导致之前的治疗前功尽弃。尽管甲亢可以治愈，但极易复发，平均复发率为40% ~ 60%，严格掌握停药标准的目的是让复发的可能性降到最低。

重视不良反应

治疗甲亢的两种药物都存在 10% 左右的不良反应，且常在用药后的 3 个月内出现，包括过敏性皮疹、肝功能损害和白细胞减少。鉴于这些不良反应的发生率高，程度严重时对患者健康的危害极大，因此在使用抗甲状腺药物的同时，需要定期检测血常规和肝功能，一旦发现不良反应应积极就医，果断处理。

一般在服药初期 1～2 周就要检测一次，后期逐渐减少至 1～3 个月检测一次。

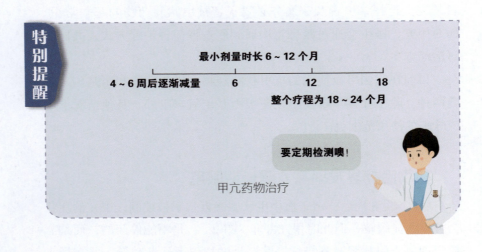

特别提醒

最小剂量时长 6～12 个月

4～6 周后逐渐减量   6   12   18

整个疗程为 18～24 个月

要定期检测噢！

甲亢药物治疗

甲亢患者的 ICU 惊魂记

【病案实例】

苏女士因吃了不干净的食物及近期过于劳累，出现发热、上吐下泻的症状，自行服用药物后没有明显改善，去医院急诊就诊。急诊科医生接诊后给予苏女士相关检查，血常规提示白细胞明显升高，粪便常规可见多个白细胞。当时急诊科医生考虑急性胃肠炎，予以抗感染、补液、退热等对症治疗。但苏女士仍高热不退，体温高达 40℃，身上大汗淋漓，心率达 180 次/分，并逐渐出现胸闷、气促、烦躁不安的症状。

医生追问病史，发现苏女士既往有甲亢病史6年，早期规律服用药物治疗和复诊。甲状腺功能指标恢复正常后，苏女士感觉病治好了，自行停用药物至今，其间未至医院复查。急诊科医生紧急检测了甲状腺功能，开具了甲状腺B超等检查，并请内分泌科医生会诊，诊断苏女士为甲状腺危象并入住重症监护室（ICU）治疗。

苏女士很不理解："医生，我就是吃坏肚子，怎么还住进ICU了？之前甲亢吃药明明治好了呀！为什么现在又说严重了呢？"

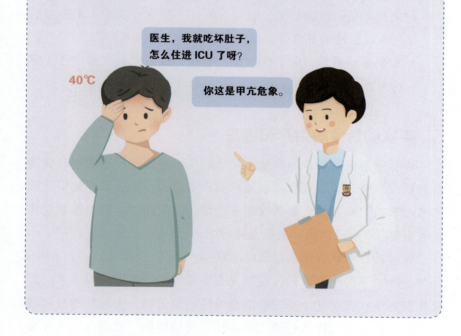

什么是甲状腺危象

甲状腺危象也称为甲亢危象，表现为甲亢症状的急骤加重和恶化，是危及患者生命的严重并发症。甲状腺危象不常见，但死亡率较高，若不及时抢救，死亡率可达50%以上。多器官功能衰竭是其常见死因，大多发生于没有被及时诊断的甲亢患者，或者甲状腺功能长期未得到控制的患者，需要早期识别和紧急治疗。甲状腺危象常见的诱因有感染、过度劳累、创伤、外科手术或精神刺激等。自行停药也是主要的原因之一。

严重的甲亢危象可以表现为以下几方面：

- 体温调节功能失调：高热，通常可达 39℃，伴大汗、皮肤湿度偏高且潮红。
- 中枢神经系统：早期焦虑、烦躁不安，逐渐发展为谵妄、嗜睡，最后陷入昏迷。
- 循环系统：心动过速，心率＞ 160 次 / 分。也可发生肺水肿、充血性心力衰竭，最终血压下降，陷入休克。
- 消化系统：食欲极差、恶心、呕吐、腹痛、腹泻，出现肝脏肿大、肝功能异常等。
- 水电解质紊乱：由于食欲差、呕吐、腹泻以及大量出汗，常合并水电解质紊乱。

甲状腺危象的治疗和预防

甲状腺危象的治疗原则是尽早治疗，迅速纠正严重的甲状腺毒症和诱发疾病。一般采取抑制甲状腺激素合成，阻止储存的甲状腺激素的释放，抑制活性甲状腺激素的转化，阻断 β - 肾上腺能受体的兴奋症状；解除诱因，加强支持治疗。

积极治疗甲状腺疾病以及伴随疾病，切勿症状好转后自行中断药物治疗，不得擅自减药，定期复查甲状腺功能，甲状腺手术前需要控制好甲状腺功能。平时应注意保持心情舒畅，避免精神过度紧张和焦虑，避免过度劳累和剧烈运动。出现疑似甲状腺危象的征兆时，及时就诊。

甲状腺功能减退症

甲减病因各不同，
表现缺乏特异性，
对不同人群的危害也不同。

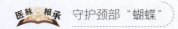

蒙娜丽莎的神秘微笑——认识甲状腺功能减退症

　　莱昂纳多·达·芬奇在 500 多年前创作了世界名画《蒙娜丽莎》。几百年来，画中人那神秘的微笑一直耐人寻味。然而在内分泌科医生的眼中，画中蒙娜丽莎那稀疏的眉毛、细软的头发、微微发黄的皮肤，以及略微增粗的颈部，就是甲减患者的典型表现。

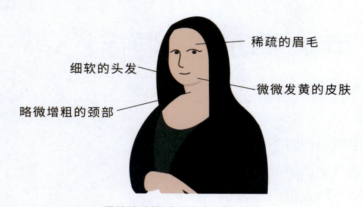

稀疏的眉毛

细软的头发

微微发黄的皮肤

略微增粗的颈部

甲状腺功能减退症患者的表现

认识甲状腺功能减退症

　　甲状腺功能减退症简称甲减，是由于多种原因造成体内甲状腺激素合成及分泌减少，或生理作用不足导致身体代谢率降低的一组疾病。一般来说，老年人患甲减更为常见，儿童、青少年、妊娠期女性及产后妇女，甚至成年人也可能出现甲减。

　　甲减的病因多种多样，甲减主要分为原发性甲减和中枢性（继发性、三发性）甲减两大类。临床上以原发性甲减最常见，既可以是一些先天性的原因引起的，如甲状腺发育不良、甲状腺激素合成相关基因异常、胚胎期母亲缺碘等；也可以是后天性的因素，如甲状腺自身免疫异常、甲亢接受同位素治疗、甲状腺癌手术后等导致。

这些导致的结果是甲状腺腺体的缺失、萎缩，激素分泌减少，从而变成甲减。而中枢性甲减则相对少见，是由于垂体、下丘脑的疾病，不能有效、准确地调控甲状腺活动，从而引起甲减。

此外，还有极少数的病例是周围性甲减（甲状腺激素抵抗综合征），此时尽管甲状腺分泌了甲状腺激素，但激素却不能发挥作用，出现甲减的表现。

怎样知道我得了甲减

自我感觉有甲减的相关症状，应该及时到正规医院抽血化验甲状腺功能并且做 B 超检查。甲状腺功能验血主要内容包括 T_3、T_4、TSH、FT_3、FT_4、TPOAb、TgAb 和 TRAb。

由于甲状腺激素具有调节生长发育及全身代谢的作用，甲减的表现也多种多样。最常见的表现包括乏力、脸色蜡黄、眼睑浮肿、下肢水肿，还可能出现记忆力减退、反应迟钝、没有精神。老年患者容易出现便秘、腹胀。育龄期女性可能出现月经周期延长，月经量增多。

特别提醒　　甲减患者需要按时补充甲状腺素，规律服药并且在医生指导下定期复查，必要时调整药物剂量，千万不可自行停药。

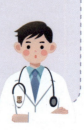

月经紊乱或不孕，记得查查甲状腺

很多女性朋友去妇产科看病，医生除了做妇科相关检查，还要求检查甲状腺功能，这是为什么呢？甲状腺与月经紊乱和不孕有什么关系呢？

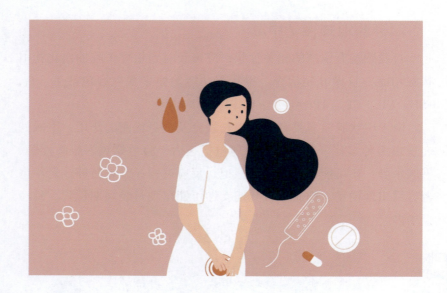

甲状腺功能异常会对月经和孕育有什么影响

甲状腺合成分泌的甲状腺激素不仅是促进生长发育、调节代谢的重要激素，而且与卵巢功能有密切关系。正常情况下，甲状腺功能与性激素保持着微妙的平衡。由此，女性可以正常周期性地排卵，这样才有了规律的月经，才能顺利怀孕生子。

一旦甲状腺激素分泌减少就可能引起黄体功能不足，致使少排卵或不排卵，月经周期延长或月经量增多、淋漓不尽，还可能导致不孕。而甲亢时，由于甲状腺激素分泌太多，大量的甲状腺激素抑制促性腺激素分泌，患者会出现月经量少、头发稀疏或者闭经。这种情况下也会影响怀孕。

因此，体内甲状腺激素水平必须维持在正常范围，多了少了都不行。

发现甲状腺功能有问题怎么办

如有月经不调或者不孕不育，除了做妇科相关检查外，不要忘了查一查甲状腺功能，可以通过验血和做 B 超进行检查。一旦发现甲状腺功能有异常，就要积极治疗。

甲减主要通过补充甲状腺激素来纠正甲状腺功能，需要注意的是，在服药过程中一定要定期复查，可能需要根据医生的建议调整剂量。甲减女性患者在备孕期间或者发现怀孕后，千万不可自行停药，在孕期必须坚持服用甲状腺激素，不会影响胎儿的生长发育，甲状腺激素在孕期往往需要加量。若擅自停药反而导致甲状腺功能波动，可能导致不孕或者流产。

甲亢的治疗比甲减的治疗略微复杂一点，育龄期妇女一定要遵医嘱，积极治疗，服用抗甲状腺药物（如甲巯咪唑）或同位素治疗，待甲状腺功能恢复正常或稳定后，才可以怀孕。

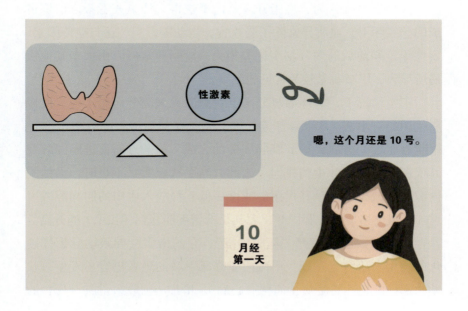

血脂升高也是甲减惹的祸

如果发现自己血脂升高，有时候还会感觉疲劳、乏力。遇到这种情况，有经验的医生会建议患者检查一下甲状腺功能。

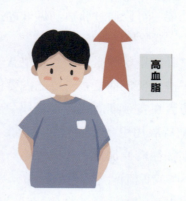

血脂异常，为何还要检查甲状腺功能

大多老百姓认为，血脂升高是由于吃得太油腻或者缺乏锻炼造成的。实际上，血脂异常除了受饮食、运动等影响，还与遗传因素、女性绝经期前后的内分泌变化等相关。血脂异常可以由很多其他疾病所导致，甲减就是较为常见的因素。

正常情况下，人体通过分泌甲状腺激素来调节血脂水平，使血脂代谢相对平衡。甲状腺激素（尤其是 T_4）与血清胆固醇密切相关：甲状腺激素一方面促进肝脏胆固醇的合成，另一方面促进胆固醇及其代谢产物从胆汁中的排泄。因此，当甲状腺激素不足时，虽然胆固醇合成减少，但是其代谢的速度更低，释放入血中的胆固醇浓度增加，最终造成的总胆固醇，尤其是低密度脂蛋白（LDL）的升高。

我们都知道 LDL 是"坏胆固醇"，它的增多会导致动脉粥样硬化的发生。研究也发现，甲减或亚临床甲减的患者更容易发生冠状动脉粥样硬化性心脏病（简称冠心病），增加心血管事件甚至死亡的发生风险。

甲减患者血脂高，怎么治

给予甲减或亚临床甲减患者进行左甲状腺素（L–T$_4$）治疗后，患者的血脂水平，尤其是 LDL 水平有所下降，这对心血管的获益是肯定的。

因此，血脂升高的患者应该接受甲状腺功能检查，如果提示有甲状腺功能减退，那么无论是甲减还是亚临床甲减的患者，无论是否有临床症状，都应该对疾病引起重视。需要根据患者的病情长期服用 L–T$_4$ 纠正甲状腺功能低下的状态，同时也需要选用低脂饮食，注意加强锻炼，控制体重。

此外，治疗过程中应定期监测甲状腺功能和血脂水平。当纠正甲状腺功能低下之后，如果血脂仍然高，考虑同时进行降脂药物治疗。

孩子学习不太好也要查查甲状腺

孩子上课总犯困，注意力没法集中，是青春期叛逆不爱学习？还是晚上总熬夜玩游戏没休息好？其实，可能是甲减。

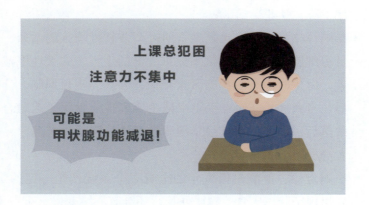

为何青春期易发生甲减

甲状腺激素可促进生长发育。进入青春期后，甲状腺素分泌增加，对碘的需要量增加，从而引起体内的碘相对缺乏。假如这时碘摄入不足，或身体本身存在潜在的甲状腺功能不足，如果没有得到及时的补充，就会导致青少年出现甲减。

慢性淋巴细胞性甲状腺炎、亚甲炎等一些常见疾病亦可诱发甲减，而由于垂体病变所导致的继发性甲减也不少见。

甲减对青少年有哪些危害

青春期除了生殖系统迅速发育以外，呼吸、循环、消化、免疫、内分泌等系统均有不同程度的发育。由于青少年精力旺盛、活动量大，身体对能量、蛋白质等需求增加。此时若甲状腺激素不足，必然影响各系统发育，会对青少年的各方面产生以下不良影响。

- 影响学习：甲状腺激素对脑发育中神经细胞分化和凋亡、神经元之间的网络形成、树突状结构和突触的发生、胶质细胞增殖、髓鞘形成均起着重要的作用。相比于成年人，青少年的大脑正在逐渐发育成熟，对甲减的损害更敏感。甲状腺功能减退会损坏海马的学习和长短期记忆功能，导致患者的反应变得迟钝，记忆力衰退，在课堂上无法集中注意力等，还有可能出现困倦、打瞌睡的情况，这会导致青少年的学习效率下降，学业受到影响。

- 影响体格发育：甲状腺激素通过调节软骨细胞的增殖，促进骨祖细胞的分化、矿化来促进骨骼的生长。先天性甲减的患者，出生时即有甲状腺激素降低，表现为生长抑制、骨龄落后、身材矮小；而青少年甲减主要表现为骨骺延迟融合、骨龄落后。因此，甲减会延缓骨骼成熟，降低生长速率，使患者身材矮小。

- 影响健康：甲减对青少年的全身多个系统产生一定的影响，如出现肥胖、厌食、腹胀便秘，还会有心跳变慢、全身无力、贫血等症状，严重时可能会影响日常行动。

- 影响社交：甲减可导致青少年情绪低落、沉默寡言、不愿意和他人沟通交流，这对患者的人际交往和家庭关系都会造成一定的不良影响。

如何应对青春期甲减

青春期甲减的临床表现纷繁复杂，尤其对于青春期身材矮小，生长速度减慢，发育过早或晚及出现记忆力减退等症状的青少年，应行甲状腺功能测定，以免漏诊，延误病情。对于已经患上甲减的青少年来说，及时到正规、专业的医院进行积极治疗才是明智之举。没有甲状腺疾病的青少年也要积极体检，尤其是家族中有甲状腺疾病病史的，更要每年定期体检，积极预防。

只有早预防、早发现、早治疗，患者才能更好、更快地恢复健康，对孩子的影响也是最小的。

特别提醒

日常生活中，甲减患者的饮食上要注意补充足量蛋白质及能量，有足够的、稳定的碘摄入，平时要食用加碘盐，还可适当食用海产品，如海鱼、紫菜等。甲减患者应避免长时间休息不好，压力过大，要保证充分的睡眠质量，适当锻炼身体，增强体质。

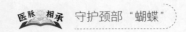

亚临床甲减需要治疗吗

亚临床甲减是什么

亚临床甲减是轻度的、没有症状或症状轻微的甲减。亚临床甲减多在体检或其他原因测定甲状腺功能时被发现。确诊主要依赖实验室检查，表现为血清 TSH 升高，而 FT_4、FT_3 水平正常。通常需要在 2~3 个月重复测定获得相似的结果，而且排除其他因素引起的 TSH 升高后，方可诊断为亚临床甲减。

亚临床甲减的症状多不明显，部分患者可有怕冷、易疲劳、嗜睡、体重增加、记忆力减退、反应迟钝、便秘、月经不规律等轻微的症状，可伴有血脂异常。但这些症状的特异性差，不易与其他疾病的症状区分。

亚临床甲减需要治疗吗

重度亚临床甲减（TSH ≥ 10 毫国际单位 / 升）的患者建议采用 L-T$_4$ 替代治疗；轻度亚临床甲减（TSH < 10 毫国际单位 / 升）的患者如果伴有甲减症状、TPOAb 阳性、血脂异常或动脉粥样硬化性疾病，以及患者为儿童、青少年、孕妇及哺乳期女性，应予 L-T$_4$ 替代治疗。

不伴有上述情况者建议定期监测甲状腺功能的变化；轻度亚临床甲减的老年患者建议密切随访观察，谨慎使用 L-T$_4$ 治疗。

如何预防亚临床甲减

预防亚临床甲减要做到健康饮食，保持适量碘摄入，避免碘缺乏或碘过量；保持情绪稳定，避免过度紧张；劳逸结合，避免劳累、熬夜。

亚临床甲减具有女性、老年人高发，有自身免疫性甲状腺疾病病史和家族史者高发的特点，上述高风险人群应定期体检，有助于及时发现疾病、及时治疗。

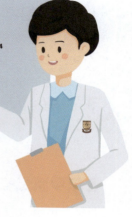

重度　➡️　**左甲状腺素（L–T$_4$）**

轻度　➡️　**定期监测，在医生指导下使用 L–T$_4$**

老年轻度　➡️　**密切观察，谨慎使用 L–T$_4$**

亚临床甲减的治疗

不一般的"慢慢变老"——老年甲减那些事

【病案实例】

　　72 岁的李大爷有心房颤动病史多年，伴心功能不全，曾多年服用胺碘酮治疗，1 年前行起搏器置入术，术后心功能较前改善。近 3 个月来，李大爷经常觉得疲乏，稍微做些家务就觉得累，而且容易犯困，他觉得可能是上了年纪，体力减退了，也没有告诉家人。直到最近 1 个月，李大爷的脸及双腿出现了浮肿，家人以为他的心脏又出现了问题，带他去医院。心内科医生检查了起搏器功能及心功能，结果均良好，那到底出了什么问题呢？

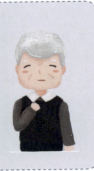

　　心内科医生将李大爷转至内分泌科，内分泌科医生对他进行了血液检查，发现李大爷患有甲减。医生告知他这些情况并不是简单的衰老导致，也不是心脏疾病所致，而是与甲减有关。给予左甲状腺素片治疗后，李大爷身上的浮肿逐渐消退，乏力的症状也有了改善。

老年甲减患者的表现一般非特异性

　　老年人患甲减一般起病隐匿，进展缓慢。临床上表现为畏寒、乏力、手足肿胀、嗜睡或失眠、情绪沮丧、记忆力减退、体重增加、便秘、关节肌肉疼痛等一些非特异性症状，与衰老症状、老年人认知功能及心理功能障碍的症状相似，不易区分，且容易被忽视。但严重的甲减会引起代谢紊乱，增加呼吸系统及心血管系统疾病的发生风险，会导致心肺功能衰竭、肾功能不全、黏液性水肿昏迷等，预后差。

老年人患甲减易与其他疾病混淆

　　老年人往往有多种慢性疾病，症状多，同时接受多种药物治疗。老年人如果患有甲减容易与其他疾病混淆，受多种因素的影响。故对存在如下情况者更应积极筛查：颈部外照射史或 131I 治疗史、甲状腺手术和甲状腺功能异常史；患其他自身免疫性疾病；患有贫血、血脂异常、高血压、糖尿病等代谢性疾病；精神、认知异常；患有心血管疾病；患有肺动脉高压；患有消化系统疾病；患有骨质疏松、肌少症；以及应用胺碘酮、酮康唑、锂剂、免疫抑制剂等药物者。

老年人甲减的治疗要 "不慌不忙"

　　老年人的合并症及联合用药较多，老年甲减患者在治疗前应由内分泌专科医师对老年人的整体健康状况及干预方法对其健康状态的影响进行综合评估：根据患者年龄、心脏疾病及危险因素、骨质疏松及骨折风险、药物相互作用等制定个体化治疗方案。

　　并非所有的老年甲减患者，特别是轻度亚临床甲减患者（TSH < 10 毫国际单位 / 升）都需要甲状腺激素替代治疗。若老年甲减患者需要甲状腺激素替代治疗，推荐采用低起始剂量，逐步调整，密切监测，定期随访。

> **特别提醒**
>
> 老年甲减患者的特点
> 1. 甲减起病隐匿，进展缓慢。
> 2. 慢性疾病较多。
> 3. 治疗要"不慌不忙"。

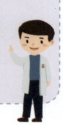

甲减患者的急诊历险记

【病案实例】

　　吴奶奶患有甲减，长期补充较大剂量的优甲乐。她平时规律复查，甲状腺功能一直控制在正常水平。新冠病毒流行后，吴奶奶害怕去医院复查，优甲乐吃光了也不去配药，想着停几天药应该没事。结果一停就停了 2 个月。慢慢地，吴奶奶开始无精打采，记性变差，总爱打盹，还怕冷、没力气，体重也越来越重。

　　一次感冒后，吴奶奶出现胸闷、气短的症状，家属赶紧送她去急诊。医生检查发现她精神差、嗜睡，面色蜡黄，颜面、

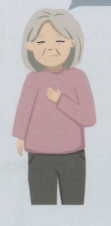

再也不敢擅自停药了。

眼睑及四肢都有水肿，体温较低，血压偏低、心脏扩大、心率减慢、心音低钝。再验血发现心功能指标升高、肌酸激酶升高，心脏超声检查发现还有心包积液，甲状腺功能 T_3、T_4 都偏低，TSH＞100 毫国际单位/毫升，是严重甲减。请内分泌医生会诊，考虑甲减危象，医生向吴奶奶的家属告知病情危重，立即对她展开抢救，之后又转到内分泌科住院规律治疗，最终转危为安。这次急诊历险也让吴奶奶吸取了教训，再也不敢擅自停药了。

什么是甲减危象

甲减危象也称为黏液性水肿昏迷，是各种原因导致的严重甲减合并多系统并发症的危重阶段。虽然不常见，但其危险性是公认的，如未能及时诊断治疗，病死率可达 50% 以上。

此种情况常发生在病程长且没有规范治疗的重型甲减患者身上。本病诱发的常见原因包括寒冷、感染、手术、麻醉剂或镇静药使用不当等。发病年龄为 10～90 岁，以老年患者居多，90% 患者的昏迷发生在寒冷季节，这可能是由于与年龄相关的对温度的适应调节能力降低和甲减导致的能量生产不足所致。

甲减危象的患者表现为昏迷，或先嗜睡，短时间内逐渐发展为昏迷。前驱症状主要有对寒冷不耐受，及疲乏，通常发病前数月已感疲乏及嗜睡。本病常有典型的甲减表现，约 1/3 的患者有心脏增大或心包积液，极度心动过缓，心音低钝，可有心律不齐；部分患者有胸腔、腹腔积液；患者还可出现体温不升（35℃以下）或体温低至 27℃以下，这样低的体温常提示已达疾病末期，难以恢复；患者的呼吸浅慢，严重者可发生呼吸衰竭，出现低氧血症和高碳酸血症、心动过缓、血压降低、四肢肌肉松弛、反射消失；有些患者有精神障碍，如幻觉、妄想及定向障碍等；肠道症状除常见的便秘、腹胀外，可发生麻痹性肠梗阻及腹水。病情严重的患者会发生休克及心肾功能衰竭，如诊断、抢救不及时常危及生命。

甲减危象的治疗和预防

甲减危象是临床上特别严重，也是死亡率较高的甲减并发症，一定要引起重视。甲减患者出现甲减危象时，应立即送到医院急诊进一步诊疗。

首选治疗方法是补充甲状腺素，但是要根据患者的心脏功能和年龄逐渐加量。甲减危象患者如果体温偏低，一定要注意保温或是给予升温治疗。必要时行气管插管及机械通气。测定血糖和电解质后适当补液，注意观察患者水钠潴留的情况。可用氢化可的松静滴100～200毫克/天对抗应激。如果有感染，还要积极给予抗感染治疗去除诱因。

如未能及时治疗甲减危象，预后差，呼吸衰竭是主要的死亡原因。过去甲减危象的病死率高达80%，随着诊治水平的提高，目前已有降低，但仍有50%左右。许多因素如体温明显降低、昏迷时间延长、低血压、恶病质及未能识别和及时处理等均影响预后。

特别提醒

早期诊断、及时有效的治疗，积极防止甲减病情恶化是预防甲减危象的关键。治疗甲减要做到正确补充甲状腺激素：活到老、补到老，缺多少补多少，不多不少正正好。如怀疑甲减危象时应及时送医。

甲亢变甲减，原因何其多

甲亢和甲减都是内分泌系统的常见疾病，二者的临床表现相反，属于两个完全不同的代谢表型。

甲亢与甲减的不同症状

甲亢是由于甲状腺激素过多，出现代谢亢进和交感神经兴奋。患者怕热、出汗量增加，非常能吃、饭量大，身体却日渐消瘦，并出现心动过速、精神紧张、轻微震颤、失眠多梦、烦躁易怒等表现。女性还会出现月经量减少、不规则。

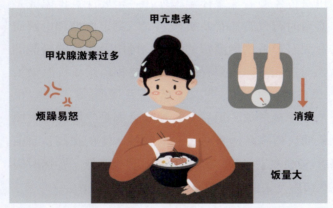

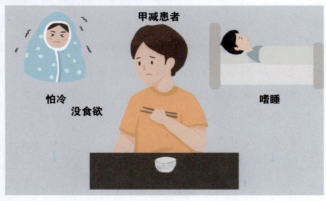

甲亢患者与甲减患者的表现

甲减是甲状腺激素减少或者生理作用不足。患者表现为怕冷、没有力气、表情淡漠、反应慢、动作迟缓、记忆力减退、嗜睡、食欲减退、便秘等症状。还会出现全身皮肤粗糙、毛发脱落、颜面或眼睑非凹陷性水肿、心率减慢、心包和胸腔有积液。女性出现月经紊乱、不孕等。

甲亢是如何变甲减的

- 甲亢药物治疗过程中，甲状腺激素波动：抗甲状腺药物有很强的抑制甲状腺激素合成的作用。甲亢被控制后，如果不及时减少药量，就会过多抑制甲状腺激素合成，导致激素不足，出现药物性甲减。甲亢治疗中要定期监测甲状腺激素变化，及时调整药量。既要避免药量不足，也要避免药物过量，引起甲减。药物导致的甲减通常是一过性的，随着治疗方案的调整即可纠正。

- 甲亢 ^{131}I 治疗或者手术切除治疗后，甲状腺组织被摧毁：^{131}I 治疗是甲亢有效的治疗方法，通过摄入适量的放射性碘来破坏甲状腺组织，减少甲状腺素的分泌，起到治疗作用。比较严重的甲亢患者还可以选择手术治疗，通过切除甲状腺达到"治愈甲亢"的作用。但这两种治疗方法都会造成甲状腺组织破坏过多，而引起甲减。这种情况发生的甲减通常是永久性的。

- 慢性淋巴细胞性甲状腺炎（桥本甲状腺炎）的病程演变：慢性淋巴细胞性甲状腺炎是由于甲状腺免疫功能紊乱而引起的一种自身免疫性疾病。其发病早期大约有20%的患者出现甲亢的现象，这是因为甲状腺细胞不断地被免疫炎症攻击，受损的甲状腺滤泡细胞内贮存的甲状腺激素被释放而引起甲亢，也称慢性淋巴细胞性甲状腺炎一过性甲亢，多见于中年女性。多数患者的甲亢症状并不明显，不需要抗甲状腺药物治疗。病程后期随着大量甲状腺细胞逐渐被破坏，出现甲减的表现，可演变为永久性甲减。

特别提醒

　　甲亢变甲减的原因较为复杂，既有疾病本身的自然演变，也有治疗造成的变化。故平时要注意加强随访，定期复查FT_3、FT_4，尤其是TSH的变化，及时调整药物剂量，使甲状腺功能保持在正常范围中，才能维持长期健康状态。

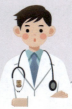

优甲乐究竟要怎么吃

治疗甲减的药物是激素吗

　　甲减患者通过服用外源性的甲状腺激素，补充体内缺乏的甲状腺激素，从而恢复正常的甲状腺功能状态。

　　临床上用来补充的药物是甲状腺片和$L-T_4$。甲状腺片是用动物甲状腺制成的含有甲状腺激素的制剂，而$L-T_4$是人工化学合成的甲状腺素，化学名叫左甲状腺素钠。不同生产厂家给它起的商品名也不一样。目前，优甲乐在临床上是最常用的。

　　事实上，人体内有很多种激素，分别调控着身体的不同功能。人们常常担心使用激素会发生"脸变圆、人变胖、骨质疏松"等，但此激素非彼激素！出现上述这种不良反应的是肾上腺分泌的糖皮质激素（如泼尼松、地塞米松等），与由甲状腺分泌的甲状腺激素是完全不同的。而且，$L-T_4$制剂在临床应用已有70年历史，安全有效，不用过度担心。

优甲乐的药量怎么调整

优甲乐主要有两方面的用途，也就是医学上所说的"适应证"。

- 替代治疗：各种原因导致的甲减的补充治疗。
- 抑制治疗：甲状腺癌的控制与补充治疗。

个别患者由于对剂量不耐受或服用过量，特别是治疗开始时剂量增加过快，可能出现心动过速、心律不齐、多汗、腹泻、体重下降、失眠等不良反应，这可随着治疗方案的调整而消失。

因此，优甲乐可用于不同的适应证，需要制定不同的治疗目标，同时避免不良反应。定期随访甲状腺功能水平（T_3、T_4、TSH），遵医嘱进行用量调整，最终达到个体 TSH 达标所需的最佳 $L-T_4$ 剂量。

一般治疗从小剂量开始，逐渐增加至最佳剂量。对于老年人、心脏疾病患者，起始剂量更小，加量缓慢，避免引起甲亢症状。而对于儿童，如果心脏健康，治疗开始即应用全剂量。中枢性甲减患者如果存在肾上腺皮质功能减退则需要先补充糖皮质激素，待病情好转后再补甲状腺激素。

剂量更小、加量缓慢

优甲乐

服用优甲乐有哪些注意事项

临床上经常碰到患者服用的优甲乐剂量较大但仍然不能达标，究其原因可能是优甲乐的吸收效果不好、服药方法不当或需求量增加。那么"捣蛋鬼"有哪些呢？遇到以下情况，$L-T_4$ 的剂量应增加。

- 温度和季节：低温环境和冬季。

- 不恰当的服药时间：随餐、餐后服药。

- 胃部疾病：萎缩性胃炎、幽门螺杆菌感染等导致吸收不良。

- 肠道疾病：乳糜泻、溃疡性结肠炎、乳糖不耐受等肠道菌群失调导致吸收受限。

- 食物和药物：铁剂、钙剂、膳食纤维、牛奶、大豆、咖啡等干扰吸收。

特别提醒

　　建议空腹服药，最好早餐前半小时或者睡前（晚餐后至少 3 小时）。如果 $L-T_4$ 剂量大，有不良反应，可以分次服用。

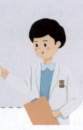

甲状腺结节和甲状腺癌

甲状腺长了结节就是癌吗？

甲状腺结节与甲状腺癌有什么不同呢？

该怎么治疗？

体检发现甲状腺结节该怎么办

　　随着老百姓对自我健康的关注度越来越高，很多人每年进行体检，体检项目中包括甲状腺彩超和甲状腺激素检查，部分人体检后发现存在甲状腺结节和甲状腺激素水平异常。那么，该如何解读体检报告上甲状腺彩超和甲状腺激素的结果呢？

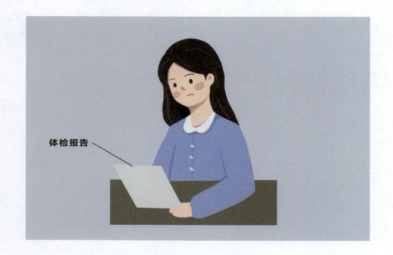

体检报告

甲状腺良、恶性结节在彩超中的特点

- 低风险结节超声特征：表现为等回声海绵状结节，可能为甲状腺囊肿；大部分的囊性结节伴"彗星尾征"（代表结节内胶质）。
- 中等风险结节超声特征：轻度低回声或等回声结节，圆形或卵圆形，边缘光滑或欠光滑时出现中央血管生成，弹性成像硬度增加，伴粗大钙化或边缘连续性钙化，伴不明强回声灶。
- 高等风险结节超声特征：结节至少出现以下 1 个特征，如显著低回声，微小钙化灶，不规则边缘，纵横比＞1，囊外生长，局部淋巴结可疑病变等。

甲状腺激素水平有无异常

- 促甲状腺激素（TSH）：如果高于正常上限，表示有甲减或亚临床甲减；如果低于正常下限则表示有甲亢或亚临床甲亢，可根据 TSH 的水平再细分。
- 总三碘甲腺原氨酸（TT_3）与总甲状腺素（TT_4）：增高通常见于甲亢，降低通常见于甲减。
- 游离三碘甲腺原氨酸（FT_3）：不与血浆蛋白结合的 T_3，增高通常见于甲亢，降低通常见于甲减。
- 游离甲状腺素（FT_4）：不与血浆蛋白结合的 T_4，增高通常见于甲亢，降低通常见于甲减。
- 甲状腺受体抗体（TRAb）：大部分格雷夫斯病患者可出现增高。
- 甲状腺过氧化酶抗体（TPOAb）：甲状腺的自身抗体，增高通常见于桥本甲状腺炎。
- 甲状腺球蛋白抗体（TGAb）：甲状腺自身抗体，增高通常见于桥本甲状腺炎。
- 甲状腺球蛋白（TG）：正常储存在甲状腺滤泡腔内，甲状腺球蛋白增高与多种因素相关，如较大的单纯性甲状腺肿或亚急性甲状腺炎等，此时滤泡间隙增大或滤泡结构破坏，导致大量 TG 漏出。也见于甲亢时滤泡上皮主动合成增加。
- 降钙素（CT）：若增高要警惕甲状腺髓样癌。

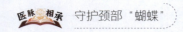

甲状腺结节只有一个，会是恶性的吗

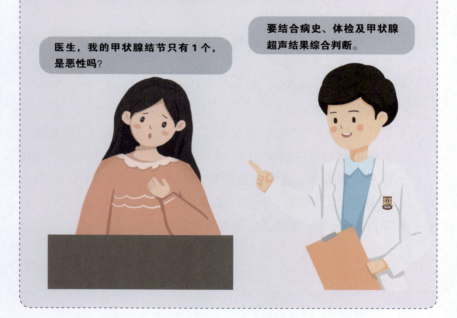

【病案实例】

最近，小吴的脖子越来越粗。起初她自己并不在意，单纯以为是自己胖了。后来，经同事的热心提醒，小吴注意到脖子粗的原因可能不简单。随后她便去医院就诊，医生经过触诊和超声检查，确诊小吴患了甲状腺结节，且结节数只有1个。小吴很担心结节是恶性的，遂进一步向医生请教自己的病情。医生向小吴详细解释了甲状腺结节这种疾病。

> 医生，我的甲状腺结节只有1个，是恶性吗？

> 要结合病史、体检及甲状腺超声结果综合判断。

怎么判断甲状腺结节是良是恶

甲状腺结节是临床常见疾病，分为良性结节和恶性结节。

甲状腺结节流行病学调查显示：一般人群中触诊的检出率为3%～7%，而借助高分辨率超声的检出率为20%～67%，在女性和老年人群更为多见。甲状腺结节中绝大多数是良性结节，受年龄、性别、放射线接触史和其他因素影响，只有5%～15%的甲状腺结节需要排除甲状腺癌。由于甲状腺良、恶性结节的处理、预后不同，故甲状腺结节的评估重点是良、恶性及甲状腺功能。

高分辨率的甲状腺超声检查具有价廉、无创伤性、可重复等优点，故在临床上常常用于甲状腺结节良、恶性筛查和随访的首选。通常对良性甲状腺结节可定期随访，如果临床或超声出现可疑的恶性征象或短期内结节体积增大超过50%，可在超声引导下完成甲状腺细针抽吸细胞学检查进一步判断。

哪些因素使甲状腺结节恶性的可能性较大

甲状腺结节是甲状腺内的独立病灶，可以触及，或在超声检查下发现。直径超过1厘米的结节需更加注意，因为这样的结节是甲状腺癌的可能性更大。对于直径小于1厘米的结节，也有癌变的可能。若病史和体检有以下因素，则为甲状腺结节恶性的可能性较大：

- 童年时期头颈部放射线照射史或放射性尘埃接触史。
- 全身放射治疗史。
- 有甲状腺癌的既往史或家族史。
- 男性。
- 结节生长迅速。
- 伴持续性声音嘶哑、发音困难。
- 伴吞咽困难或呼吸困难。
- 结节形状不规则，与周围组织粘连固定。
- 伴颈部淋巴结病理性肿大。

特别提醒　　甲状腺结节是否是恶性，并不以结节个数判断，而是要结合病史、体检及甲状腺超声结果，需要到正规医院请医生综合判断。

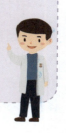

如何看甲状腺超声报告

> **【病案实例】**
>
> 小李是公司白领,平时工作很忙,结婚很多年没考虑过生孩子。在家人的催促下她终于准备怀孕,可孕前检查报告出来后却接到医院通知,她患有甲状腺结节,要去甲状腺专科就诊。小李有甲状腺结节很多年了,之前都定期随访,可是这次却让她去专科看病,她有种不祥的预感。
>
> 面对充满专业术语的彩超报告,小李完全无法理解。医生在仔细阅读彩超报告后告知小李,她的结节可能是恶性的,需要进行穿刺。小李有点崩溃,这结节不就是比之前稍微大了点,不就是多了点钙化,为什么说结节有恶性的可能呢?

甲状腺结节有恶性风险的超声征象

甲状腺 B 超报告寥寥几个字中却蕴含着大道理。如果有以下超声征象,则提示甲状腺结节有恶性风险:

- 实性低回声或囊实性结节中的实性成分为低回声的结节。
- 同时具有以下 1 项或多项超声特征:边缘不规则(浸润性、小分叶或毛刺);微钙化;纵横比 > 1;边缘钙化中断,低回声突出钙化外;甲状腺被膜受侵;同时伴有颈部淋巴结超声影像异常,如内部出现微钙化、囊性改变、强回声团、周边血流等。

甲状腺细针穿刺活检是什么

B 超检查能根据甲状腺结节的形态提示恶性风险,对于风险较高的结节尽早行甲状腺细针穿刺。甲状腺细针穿刺活检是传统的微创诊断技术,可在术前鉴别甲状腺结节的性质,为甲状腺疾病的个体化精准治疗提供依据,是甲状腺诊治决策的关键。

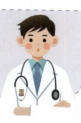

风险较高的结节尽早穿刺。术前鉴别结节的性质，是诊治决策的关键。

甲状腺结节穿刺会伤身体吗

【病案实例】

大学毕业后小王在大城市里找到一份心仪的工作，满心欢喜准备入职。万万没想到，入职体检报告提示他甲状腺有问题，体检医生让他去医院专科进一步就诊。

专科医生看过报告后告诉他，他的甲状腺结节有恶性的可能，建议做甲状腺结节细针穿刺明确诊断。小王一下子懵了，什么不舒服也没有，怎么可能是恶性？他当场拒绝了医生穿刺的建议，并说要回家商量。可小王的家人跟他说，做穿刺会很伤身体，搞不好还会扩散，绝对不能做。

那么甲状腺结节细针穿刺到底是什么技术？有什么意义？会不会伤身体？小王想想不放心，隔日还是去医院找医生问个明白。

我不了解啊！
我回去和家人商量一下。　建议做穿刺以明确诊断。

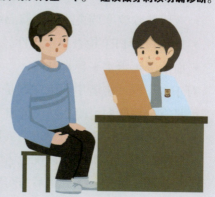

所有的甲状腺结节都需要穿刺吗

甲状腺结节细针穿刺的指征包括甲状腺结节直径＞1厘米，超声检查怀疑恶性。

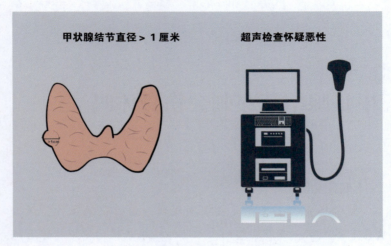

穿刺的适应证

直径≤1厘米的甲状腺结节，不推荐常规行穿刺活检，但如果存在下述情况之一者，可考虑穿刺：

- 超声检查提示结节有恶性征象。
- 伴颈部淋巴结超声影像异常。
- 童年时期有颈部放射线照射史或辐射污染接触史。
- 有甲状腺癌家族史或甲状腺癌综合征病史。
- 18F-FDG PET 检查提示恶性。
- 血清降钙素水平异常升高。

对于以下这些患者甲状腺穿刺是禁忌的：

- 具有出血倾向，凝血功能异常。
- 穿刺针途径可能损伤邻近重要器官。
- 频繁咳嗽、吞咽等难以配合者。
- 穿刺部位感染，须处理后方可穿刺。
- 经期女性。

甲状腺结节细针穿刺的具体步骤有哪些

穿刺前先评估，包括超声检查穿刺前应行高分辨率超声检查评估和定位结节，并评估颈部区域淋巴结，同时行甲状腺功能检测评估。

此外，由于是有创操作，需行血常规及凝血常规检查，协助判断是否有出血倾向，以及行传染病相关指标检测。

甲状腺结节细针穿刺的并发症有哪些

虽然甲状腺结节细针穿刺是有创检查，但是并发症的发生率很低，而且程度极其轻微。

常见的并发症包括出血和疼痛。细针穿刺出血的发生率较低，出血多发生在腺体表面，极少在腺体内或囊内；穿刺时伤及皮下血管极少数可引起皮肤瘀斑。通常局部压迫可阻止出血进一步发展。出血控制后，酌情加压包扎、冰敷，防止再次出血。部分患者有轻微痛感或放射痛，大多可耐受，穿刺后大多会逐渐消失。患者持续疼痛可口服止疼药对症处理。如果是甲状腺癌，这种穿刺也不会造成肿瘤的扩散。

甲状腺钙化都是恶性的吗

【病案实例】

小张最近有点烦，她在公司安排的体检时做了甲状腺B超，医生说她有甲状腺结节伴有钙化，让她到医院专科就诊。

小张最近工作很忙，实在是抽不出空去医院。于是她上网搜索，一查都说钙化不好，要怀疑恶性肿瘤。这下，小张就更烦恼了，终于她下定决心请了个假去医院。

医生询问了病史，仔细看了甲状腺 B 超结果，做了甲状腺查体后告诉她，目前考虑她的甲状腺结节还是良性的可能大。

小张终于放下了心，但是她又觉得不理解，网上说甲状腺结节伴有钙化是恶性的表现，难道是胡说吗？

为什么甲状腺结节会钙化

甲状腺结节是一种很常见的疾病，但绝大多数是良性的。临床上可以通过 B 超较简便且全面地掌握甲状腺结节的形态、质地、大小、位置、钙化和血供情况等信息。

在 B 超中发现甲状腺结节形态不规则，回声不均匀，结节内有异常血流信号，纵横比＞1，有特定的钙化表现，颈部淋巴结超声影像异常，短期内甲状腺结节明显增大（＞50%）需要考虑恶性可能。其中钙化是衡量良、恶性比较有价值的指标，但是并非所有的钙化都考虑是恶性。甲状腺结节钙化原因是甲状腺结节细胞缺血坏死，导致钙盐在甲状腺结节局部沉积，是甲状腺结节的一种继发性病理变化。

甲状腺结节钙化也分大小形状

甲状腺囊性结节边缘蛋壳样钙化多是良性钙化，微小钙化、针尖样或簇状分布的钙化、颈部淋巴结内出现钙化都需要考虑恶性的可能。结节内粗大钙化也偏向良性为多，但有部分结节内粗大钙化也可能是恶性，因此需要结合病史、体格检查来判断，必要时可以进一步行甲状腺细针穿刺细胞学检查来明确诊断。

发现甲状腺结节需要重视，但也不要过度检查和手术。患者可以去正规的医院专科寻求专业团队的帮助。甲状腺团队一般由内科、外科、影像科、核医学科、病理科组成，可以全方位对甲状腺疾病进行诊治。

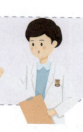

特别提醒

钙化是一个衡量良恶性的指标，但不是所有钙化都是恶性。

结节穿刺说是甲状腺癌，该怎么办

【病案实例】

最近，朱小姐在公司体检时发现有甲状腺结节。她去医院做了检查，医生评估后让她做了甲状腺穿刺，结果显示是甲状腺乳头状癌，一看到是癌，朱小姐和她的家人非常紧张，找到医生想详细了解这个病。

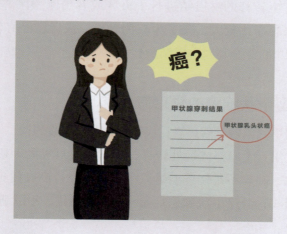

了解一下甲状腺癌

甲状腺癌大约占所有癌症的 1%，随着彩超等影像技术的进展，甲状腺癌的发病率有增加趋势。

甲状腺癌的病理类型主要包括乳头状腺癌、滤泡状癌、未分化癌、髓样癌四种类型。临床上常把滤泡状癌和甲状腺乳头状癌称为分化型甲状腺癌，而把未分化癌、髓样癌称为未分化型的甲状腺癌。未分化型的甲状腺癌是恶性程度比较高的肿瘤。分化型甲状腺癌占甲状腺癌 90%，病理与正常甲状腺组织比较接近，恶性程度比较低，基本能够治愈，十年生存率超过 90%。

甲状腺癌该怎么治疗

尽管分化型甲状腺癌恶性程度相对较低，目前的主流观点还是应该手术治疗。首次规范的手术治疗是决定最终疗效的最重要因素，正确的手术方式可以确保后续的治疗，降低肿瘤复发的风险。

目前，甲状腺手术除了传统颈部切口手术外，还可以进行腔镜手术，后者的优点是没有颈部手术瘢痕，适用于对美容有要求的患者。无论是传统颈部手术还是腔镜手术，都要根据患者本身的情况以及肿瘤的危险程度，确定合理的手术范围。一般对于体积比较小，局限于单侧，没有转移征象的甲状腺肿瘤可以采用单侧甲状腺切除，对于可能发生转移的淋巴结进行中央区或者患侧颈区淋巴结清扫；如果甲状腺肿瘤比较大，或者为双侧肿瘤，或者已经有转移征象，应该行双侧甲状腺全切及淋巴结清扫。

分化型甲状腺癌的预后怎么样

分化型甲状腺癌术后患者，应该评估肿瘤复发风险。

- 低危组：无局部或远处转移，所有肉眼可见的肿瘤均被彻底清除，肿瘤不是侵袭型组织学亚型，并且没有侵犯血管及周围组织；清除甲状腺癌后行全身 ^{131}I 扫描，甲状腺外没有碘摄取。

- 中危组（符合以下任一条）：初次手术后病理检查可在镜下发现肿瘤侵犯甲状腺周围软组织，有颈部淋巴结转移或手术后行全身 ^{131}I 扫描发现有异常放射性摄取，肿瘤为侵袭型的组织学亚型，或有血管侵犯。
- 高危组（符合以下任一条）：手术时肉眼可见肿瘤侵犯周围组织或器官；肿瘤未能完整切除，术中有残留；伴有远处转移；全甲状腺切除后，血清甲状腺球蛋白水平仍较高；有甲状腺癌家族史。

对于分化型甲状腺癌术后患者，都应该服用甲状腺激素抑制促甲状腺释放激素（TSH）以降低肿瘤复发风险。根据不同的复发风险制定不同的 TSH 目标：第一年内低危组 TSH 控制在 0.1 ~ 0.5，中高危组 TSH 控制在 < 0.1，以后根据患者的自身情况，肿瘤有无复发征象，患者对甲状腺激素的耐受情况调整治疗目标。对于有转移的甲状腺癌患者可以做 ^{131}I 来清除转移灶。总之，分化型甲状腺癌的预后是良好的。

甲状腺结节增大，是癌变的征兆吗

【病案实例】

　　小明最近很烦心。她一直有甲状腺结节的病史，以前每年做甲状腺彩超，医生都说考虑是良性结节。听医生说是良性的，而且自我感觉没什么不舒服，小明就放松了警惕，三四年没去医院复查了。近期，小明觉得自己心慌、手抖、瘦了好多，她自己网上搜索了一下，觉得像是得了甲亢。小明急着到医院做了个甲状腺彩超，化验了甲状腺功能。拿到报告后她傻眼了，除了甲状腺激素 FT_3、FT_4 明显升高之外，甲状腺结节比过去也明显增大，直径达到了 3.5 厘米。小明想，结节长这么大，会不会发生癌变了？

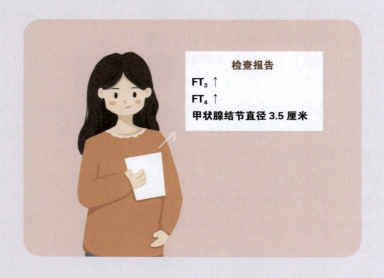

医生仔细看了小明过去的病史和这次的化验结果，发现四年前甲状腺结节的直径还不到 2 厘米，现在已经长到 3.5 厘米。从彩超的描写看，还是倾向于良性结节。医生了解到她几年前的甲状腺功能中尽管 FT_3 和 FT_4 正常，但 TSH 偏低。小明回忆说当时的医生也和她说这个有问题，由于自己工作忙，疏忽了，几年没到医院随访。医生判断患者的甲亢不是一般的甲亢，建议她做个甲状腺同位素扫描。扫描结果显示甲状腺彩超提示的那个直径 3.5 厘米的结节是一个功能亢进的热结节，因此医生诊断她得的是毒性甲状腺腺瘤。

根据小明的病情，医生给予了放射性碘 ^{131}I 治疗，半年后复查甲状腺激素完全正常，甲状腺彩超显示原先的结节直径缩小为 9 毫米，治疗效果非常满意。

什么是毒性甲状腺腺瘤

毒性甲状腺腺瘤又称为甲状腺高功能腺瘤。毒性甲状腺腺瘤是相对比较少见的引起甲亢的病因，大约占所有甲亢的 5%，是由于在正常的甲状腺组织中长了一个或几个甲状腺良性肿瘤，这些肿瘤自主分泌过多的甲状腺激素，造成甲亢，同时也抑制了周围正常甲状腺组织合成和分泌甲状腺激素。

毒性甲状腺腺瘤患者一般慢性起病。腺瘤在达到直径 > 3 厘米之前很少发生甲亢，可能表现为亚临床甲亢，即 FT_3、FT_4 正常，TSH 偏低。随着腺瘤增大，分泌的甲状腺激素越来越多，出现临床甲亢的症状。

毒性甲状腺腺瘤甲亢的临床表现往往比格雷夫斯病的程度轻，而且不会出现浸润性突眼、胫前黏液型水肿和肌病。尽管毒性甲状腺腺瘤的瘤体都比较大，但基本都是良性肿瘤。

毒性甲状腺腺瘤是不是一定要手术

许多毒性甲状腺腺瘤进展缓慢，对无症状的功能性腺瘤，患者可以不治疗，但必须密切随访甲状腺功能和彩超。当 TSH 低于正常值（特别是 < 0.1 毫国际单位 / 升）时，或者 FT_3、FT_4 升高，表明出现甲亢，就需要进行治疗。

毒性甲状腺腺瘤首选放射性 [131]I 治疗，由于腺瘤对碘高摄取，因此进入体内的放射性碘 [131]I 大多数进入腺瘤，从而把腺瘤破坏，起到缩小腺瘤治愈甲亢的目的。由于周围正常甲状腺组织摄取的放射性碘量比较小，发生永久性甲减的风险相对比较低。如果毒性甲状腺腺瘤经放射性 [131]I 治疗后甲亢未缓解，结节无缩小，应该改为手术治疗；如果是单一高功能腺瘤，一般选择单叶甲状腺切除。

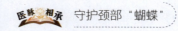

得了甲状腺结节就要做手术切掉吗

甲状腺结节患者往往有疑问：我需要外科手术治疗吗？

哪些情况下需要 "动刀"

引起甲状腺结节的病因有很多，大多数甲状腺结节都可以采取内科保守治疗、定期复查，但出现以下几种情况时，就需要到甲状腺外科接受治疗。

- 良性的甲状腺结节或肿块：肿块较大或者出现了气管、食管受压的症状，如吞咽有异物感或者呼吸困难；结节或肿块的位置较低，演变成胸骨后甲状腺肿；甲状腺肿块巨大，影响工作和生活时；出现甲亢症状时以及检查怀疑有恶变时。
- 甲亢：伴有甲状腺Ⅲ度肿大的甲亢；甲状腺高功能腺瘤；甲亢经过抗甲状腺药物或 ^{131}I 治疗后复发者或坚持长期用药有困难者；腺体较大，伴有压迫症状，或胸骨后甲状腺肿等类型。
- 恶性的甲状腺肿瘤（甲状腺癌）：除未分化癌以外，手术是各型甲状腺癌的基本治疗方法。怀疑为恶性甲状腺结节可以进行细针穿刺诊断，一旦考虑为恶性，就需要外科手术治疗。

特殊人群是否需要接受外科治疗

首先，对于处于生长发育阶段或是 < 20 岁的青少年患者，若没有明显的恶性特征，甲状腺肿大或甲亢不严重时可暂时不进行手术。因为甲状腺切除后可能导致甲状腺激素减少，进而影响身体发育。

其次，对于妊娠期女性，如果考虑为甲状腺癌或者有其他甲状腺手术指征者，应在妊娠中期实施手术治疗，此时胎儿比较稳定，并且可以继续妊娠。在手术期间需要加强孕期检查，确保母婴安全。而对于妊娠早期、妊娠晚期一般不建议手术，因为妊娠早期手术、用药可能会诱发流产，或者导致胎儿发育异常等，而妊娠晚期则可能会诱发早产。

对于老年或合并其他严重器质性疾病者，由于患者身体状况不佳，无法耐受手术或麻醉，一般不能进行手术，应在医生的指导下选择合适的治疗方式。

甲状腺外科治疗的方式有哪些

甲状腺外科治疗的方式主要分为三种，分别是开放手术、腔镜下手术和射频消融。下面简单介绍一下各种手术方式的优缺点。

- 开放手术：是最传统、最成熟，也是最基本的手术方式。在颈部做切口，手术疗效确切，手术时间较短。主要的缺点是会在颈部留有瘢痕且很难隐藏，常给患者造成一定的心理负担。有些医生会通过选择小切口或者斜切口的方式减少瘢痕的产生，但是使手术暴露较差，影响医生的手术视野。若要术中甲状腺暴露更好，切口可能越大。因此，甲状腺开放手术后的瘢痕管理也是甲状腺外科治疗重要的组成部分。

- 腔镜下甲状腺手术：这是一项新型的甲状腺手术技术。主要在乳晕、腋下或者口腔等较隐蔽处做 5～10 毫米的小切口，经过皮下隧道，在腔镜器械的辅助下进行手术。优点在于借助腔镜设备的放大功能，清晰地显示甲状腺及周围精细结构，能够完整切除病灶，减少手术并发症。同时保持颈部皮肤完整无瘢痕，消除患者的心理负担，提高患者的生活质量。其不足在于需要依赖腔镜设备，手术时间相对较长，并且对于术者有一定的技术要求。

- 射频消融：严格来说该方法不属于手术方式，而是一种介入治疗。该治疗是在超声引导下，在甲状腺结节中插入消融针，用微波进行烧灼，经过烧灼后结节坏死吸收。该治疗的优势是无切口、创伤小，然而其疗效恰恰是三种治疗中最不确切的。消融的烧灼区是没有特异性的，不仅会烧灼病变部分，也会烧灼正常组织，包括贴近甲状腺的甲状旁腺、喉返神经等周围组织。因此，对于贴近喉返神经的结节是不能进行射频消融的。另外，甲状腺癌可能伴有多个隐匿病灶或颈部淋巴结转移，而B超无法发现这些病灶和转移的淋巴结，射频消融后可能出现肿瘤细胞残留，出现治疗不彻底，复发率高的情况，因此射频消融并不推荐用于甲状腺癌治疗。

如何选择手术方式

就手术范围而言，良性甲状腺疾病的病变比较局限，可以做病灶的摘除或单侧腺叶的切除；而病变范围较广的甲状腺疾病需要做双侧甲状腺切除。对于恶性甲状腺疾病，最小范围为腺叶切除，对于肿瘤较大、双侧癌或淋巴结转移等情况则需要做甲状腺全部切除术。甲状腺癌的手术过程中还需要做淋巴结的清扫。

甲状腺手术对患者的影响并不大，一般术后次日就可以下床活动并正常饮食，通常在最初几天会建议患者进食温凉的半流质，减少咽部的不适感及降低出血风险。

良性疾病的患者术后不一定需要长期服药，可以根据甲状腺的功能决定是否需要服用药物以及药物剂量。如果剩余甲状腺过少，不能分泌足够的甲状腺激素，需要通过药物补充甲状腺素。对于恶性疾病的术后患者，通常需要长期服用甲状腺素，一方面为了补充甲状腺激素，另一方面为了抑制TSH的分泌，达到抑制潜在的甲状腺癌细胞生长的作用。

因此，术后定期复查对于每一位接受过甲状腺手术的患者都是必不可少的，主要复查甲状腺B超和甲状腺功能。对于长期服用甲状腺素的患者而言，也需要根据检查结果调整药物的服用剂量。

特别提醒

大多数的甲状腺结节都可以内科保守治疗、定期复查，但出现某些情况时，就需要到甲状腺外科接受治疗。

治疗的方式有开放手术、腔镜下手术、射频消融术。后要定期复查！

妊娠与甲状腺疾病

甲亢和甲减都与妊娠有多方面的关系。
备孕期、妊娠期和哺乳期女性都应该了解
关于甲状腺疾病的相关知识。

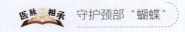

有甲状腺疾病还可以怀孕吗

甲状腺疾病多见于年轻女性，而患了甲状腺疾病是否可以怀孕是每个准妈妈都关心的话题。

孕前评估最重要

妊娠期间最常见的甲状腺疾病包括妊娠期甲减、妊娠期甲亢、甲状腺抗体阳性、甲状腺结节等。如果孕前没有重视甲状腺疾病筛查，等到怀孕后才发现，会增加治疗的难度，也会对母婴健康带来一定危害。

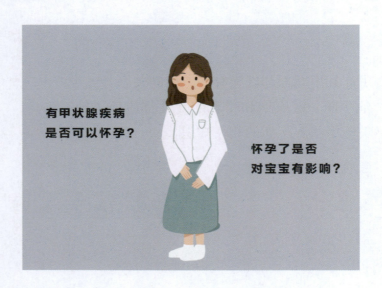

俗话说"防微杜渐"，对于任何疾病预防是第一位的。所有备孕女性均要进行甲状腺疾病筛查，筛查结果如有异常，应及时转诊至内分泌科进行诊断和治疗。筛查内容包括以下几方面：

- 甲状腺超声，用来观察甲状腺形态大小，有无结节等。
- 甲状腺功能检查，用来评估功能有无异常，如甲亢、甲减。
- 甲状腺相关抗体情况。

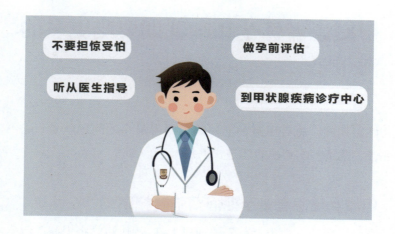

孕前合并甲亢或甲减，专科医生制订治疗方案

如果孕前就合并甲状腺功能异常，建议先在内分泌专科规范化治疗。临床甲减的妇女计划妊娠，需要通过 $L-T_4$ 替代治疗将甲状腺激素水平恢复至正常后再备孕。格雷夫斯病甲亢妇女如计划妊娠，建议最好在甲状腺功能正常且病情平稳的情况下（即在治疗方案不变），2 次间隔至少 1 个月的甲状腺功能测定结果在正常参考范围内再备孕。

治疗格雷夫斯病有药物治疗、^{131}I 治疗和甲状腺手术，具体使用哪种治疗方案，要根据患者的情况选择最优方案，同时考虑妊娠特殊时期。例如患者服用小剂量抗甲状腺药物，建议孕前换用丙基硫氧嘧啶；^{131}I 治疗格雷夫斯病的患者应在治疗后至少 6 个月，待甲状腺激素水平调整正常后再考虑妊娠。

特别提醒

甲状腺激素水平稳定，治疗方案对母婴没有影响是安全妊娠的前提。因此需要准妈妈们密切配合医生，加强孕前甲状腺疾病的筛查及治疗。

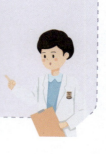

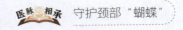

甲减患者怀孕和哺乳期要吃更多的海带吗

妊娠期间，患有甲减的准妈妈们问得最多的问题就是：能不能吃海带、紫菜？吃无碘盐还是含碘盐？

甲减女性患者备孕期间要不要补碘

患有甲减的女性患者首先要通过 L–T$_4$ 替代治疗将甲状腺激素水平恢复至正常，血清 TSH 控制在正常参考范围下限至 2.5 毫国际单位 / 升，再计划妊娠。

在备孕阶段，尤其是孕前 3 个月，每天要保证摄碘至少 250 微克。如用加碘盐做菜，每天能提供碘约 150 微克，再保证每周食用 1 ~ 2 次富含碘饮食，就可以满足备孕阶段的摄碘要求，完全不需要每天吃海带或紫菜来补碘。

如果由于某些原因不能吃含碘盐，应每天额外补碘 150 微克。补碘形式以碘化钾为宜（或者含相同剂量碘化钾的复合维生素）。购买含碘维生素时，一定要看其中碘含量是多少，必要时要咨询专业医生或营养师意见。

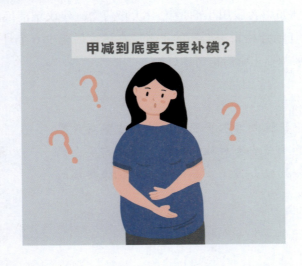

妊娠和哺乳期间如何维持足够的碘摄入

根据中国营养学会建议：妊娠和哺乳期妇女每天要保证摄碘至少250微克。获取碘途径包括加碘盐、含碘食物以及含碘补充剂这三类。那么甲减女性患者在怀孕期和哺乳期，如何达到每天摄碘250微克的要求呢？

根据最新的妊娠及产后甲状腺疾病指南：每天食用加碘盐的女性在妊娠和哺乳期间，不需要额外再补充碘剂，均衡饮食即可。

均衡饮食就是在饮食种类多样均衡基础上，每周食用1～2次富含碘饮食，包括海带、紫菜、芝麻、虾皮等。

食物名称 100克	碘含量 微克	示意图	食物名称 100克	碘含量 微克	示意图
藻类			**贝**		
海带(干)	36240		赤贝	162	
海草	15982		鲍鱼(鲜)	102	
紫菜(干)	4323		贻贝[淡菜]	91.4	
螺旋藻	3830		牡蛎	91.4	
海带(深海、冷鲜)	2950		蛏子	65.4	
海苔	2427		扇贝	48.5	
虾类			河蚬	43.1	
虾米(小对虾,干)	983		蛤蜊	39.3	
海米(干)	394		花螺	37.9	
虾皮	373		**海鱼**		
濑尿虾	36.1		带鱼	40.8	
基围虾	16.1		鳕鱼	36.9	
蟹			多宝鱼	33.4	
花蟹(母)	45.4		沙丁鱼	28.5	
梭子蟹	33.2		小黄鱼	15.6	
河蟹(公)	27.8				

常见食物含碘量

如果甲减孕妇每天的碘摄入量超过 500 微克，不仅没有好处，反而会影响胎儿的智力发育。因此，推荐甲减女性患者服用碘盐，再加上上述含碘食物，可以满足身体需求。

特别提醒

备孕期每周吃 1 ~ 2 次富含碘食物。

不需要每天吃海带。

妊娠期间碘的摄入量要增加到 250 微克／天。

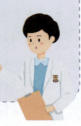

怀疑得了甲状腺癌，还可以怀孕吗

孕前如果发现可疑恶性的甲状腺结节，需要在专业医生的建议下行各项检查，包括甲状腺细针穿刺（FNA）。根据结节大小、穿刺结果等，由专业医生进行判断是否需要手术治疗。因此，育龄期妇女应该尽可能在孕前先明确诊断结节的性质，尤其是高度怀疑恶性结节，在没有明确诊断结节的性质前暂缓怀孕。

若明确诊断为甲状腺恶性肿瘤，通过规范手术治疗后，在确保肿瘤没有复发的情况下，计划妊娠前还需定期进行甲状腺功能检测，建议在 TSH 达到目标水平后再计划妊娠。

孕期确诊甲状腺癌怎么办

大多数甲状腺癌的恶性程度较低、发展缓慢，准妈妈们不用太过紧张。如果妊娠早期（前 13 周）发现乳头状癌，准妈妈们每 3 个月进行超声检查观察肿瘤的增长速度。如果随访中肿瘤增大明显或存在颈部淋巴结的转移，建议手术治疗。若肿瘤直到妊娠中期仍保持稳定，或在妊娠后半期才诊断，可以选择分娩后再手术。但遇到分化型甲状腺癌为晚期（远处转移）或细胞学提示髓样癌或未分化癌时，治疗延迟很有可能会导致不良结局，建议咨询专业医生后决定是否手术治疗。

甲状腺癌术后患者在整个孕产期该如何随访和治疗

一般来说，妊娠期间因母胎需求增加，准妈妈们可能会需要增加甲状腺激素的剂量（30%~50%），所以妊娠时期定期复查甲状腺功能非常重要。产后患者仍需继续监测甲状腺功能、做超声检查等，依据结果在医生的指导下调整药物剂量，产后患者需要继续坚持使用甲状腺激素治疗。

此外，研究显示通过人体哺乳转移给婴儿的 $L-T_4$ 量仅为婴儿每日总需求量的1%。因此，患者在哺乳期间服用 $L-T_4$ 是安全的，不能因害怕服药后哺乳影响胎儿健康而随意停药。

特别提醒

孕前

孕前明确诊断非常重要！若诊断为甲状腺癌，实施手术治疗，并在甲状腺功能稳定后备孕。

孕期

大多甲状腺癌恶性程度较低、发展缓慢，不用过于紧张。记得去内分泌科定期随访。

产后

要坚持使用甲状腺激素治疗。

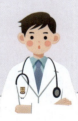

甲状腺抗体阳性患者妊娠时注意事项

甲状腺自身抗体是指由于自身免疫紊乱产生的针对甲状腺某些成分的免疫球蛋白，包括甲状腺过氧化物酶抗体（TPOAb）、甲状腺球蛋白抗体（TgAb）、TSH 受体抗体（TRAb）。TRAb 是格雷夫斯病的特异性标志物，而 TPOAb 和 TGAb 是诊断自身免疫性甲状腺疾病（AITD）的证据。

甲状腺抗体阳性可以怀孕吗

单纯抗体阳性且甲状腺功能正常的育龄期妇女可以正常备孕，但是孕期一定要加强甲状腺功能的监测，尤其是在前 12 周。

研究表明，TPOAb 阳性的孕妇发生流产、早产的风险比 TPOAb 阴性的孕妇明显增加，因此，准妈妈们在孕期要注意加强休息，如果出现腹痛等不适症状应该及时就医。此外，抗体阳性的女性患者在妊娠期间发生甲减的风险增加，孕期需增加监测甲状腺功能的频次，建议每 4 周检测一次，直至妊娠中期末。如果发现 TSH 水平升高幅度超过了妊娠期特异性参考范围，建议在专业医生的指导下开始补充甲状腺素治疗。

需要补充硒治疗吗

有研究发现，硒能够使非妊娠妇女的 TPOAb 浓度降低，但也有阴性结果的报道。目前对妊娠期妇女补硒治疗的研究结果尚无明确定论，所以目前不支持 TPOAb 阳性的妊娠期妇女常规补硒治疗。

产后还需要随访吗

TPOAb 阳性的妇女在分娩后发生产后甲状腺炎的风险增加，所以患者在分娩后 1 年内仍然需要定期监测甲状腺功能。如果出现怕热、多汗、心悸、消瘦等症状时应该及时就诊。

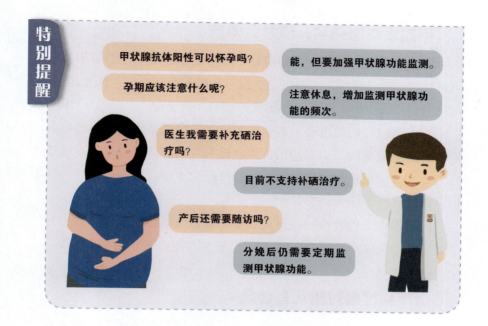

特别提醒

甲状腺抗体阳性可以怀孕吗？

能，但要加强甲状腺功能监测。

孕期应该注意什么呢？

注意休息，增加监测甲状腺功能的频次。

医生我需要补充硒治疗吗？

目前不支持补硒治疗。

产后还需要随访吗？

分娩后仍需要定期监测甲状腺功能。

甲亢患者的指标正常，可以怀孕吗

【病案实例】

　　小周是一名甲亢患者，在服用药物一段时间后甲状腺激素水平已经恢复正常了。她一直想拥有一个健康的宝宝，因为生病，计划一再搁置。如今，她看到各项指标后已经没有箭头了，便再次萌生了这个想法，但又担心计划赶不上变化。在丈夫的陪同下，小周去寻求专科医生的帮助。

　　医生详细地询问了小周的情况，分析了她目前的病情。在医生的帮助下，小周又重拾信心，预约了下次看诊，将备孕的事情提上日程。

甲亢患者想怀孕，该怎么停药

对已确诊甲亢的妇女，建议将甲状腺功能控制至正常并平稳后再怀孕。如果治疗甲亢 1 年以上、抗甲状腺药物剂量小、TRAb 阴性可以考虑在医生的指导下停药备孕。

对于不能停药的患者，备孕期建议在医生的指导下将甲巯咪唑替换为丙硫氧嘧啶。如果使用抗甲状腺药物治疗，甲亢仍然不能很好地控制，应该根据患者的情况，选择同位素治疗或手术治疗。同位素治疗后需等待至少 6 个月后再怀孕。

已确诊甲亢的女性一旦发现怀孕，应该及时进行临床评估，并立即复查甲状腺功能和 TRAb，如 FT_4 正常或接近正常，可以停药。

治疗和检查对胎儿有害吗

如果甲亢患者选择药物治疗，甲巯咪唑和丙硫氧嘧啶对母亲和胎儿都有风险。妊娠 6 ~ 10 周是抗甲状腺药物导致胎儿畸形的危险期。妊娠 10 周以前，如果需要治疗，优先选择丙硫氧嘧啶。妊娠中晚期如需继续使用药物治疗，可以在医生的指导下选择甲巯咪唑或丙硫氧嘧啶。具有手术适应证的患者可选择妊娠中期进行手术。

妊娠阶段需要准妈妈们密切监测甲状腺功能。监测指标首选血清 FT_4 或 TT_4。妊娠早期每 1 ~ 2 周，妊娠中、晚期每 2 ~ 4 周检测 1 次甲状腺功能，由内分泌医生指导调整抗甲状腺药物的剂量。

特别提醒

- 规范治疗后甲状腺功能及抗体均正常的患者可以备孕。
- 孕期要加强监测。

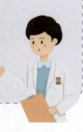

妊娠一过性甲亢该怎么治疗

【病案实例】

小李怀孕8周了，吐得很厉害，还有轻度心慌的感觉。小李和她的家属都很担心，到医院一查相关指标，发现甲状腺激素指标高了。医生详细询问了小李的病史，给她做了体格检查，看了相关的化验报告单后却告诉她不用吃药，目前只是妊娠一过性甲亢。

什么是妊娠一过性甲亢

妊娠一过性甲亢也被称为妊娠甲亢综合征（SGH），占妊娠期甲亢的10%。一过性甲亢发生在怀孕的前半段时间，呈一过性。

在雌激素的刺激下，肝脏甲状腺素结合球蛋白（TBG）产生增加、清除减少。TBG增加会引起TT_4浓度增加。妊娠早期胎盘分泌hCG增加，也具有刺激甲状腺的作用。妊娠早期的FT_4水平升高，会使血清TSH水平降低。TSH水平降低发生在妊娠8～14周，在10～12周下降到最低点。

因此，一过性甲亢常在妊娠8～10周发病，症状为心慌、焦虑、多汗等，实验室检查显示FT_4和TT_4升高，血清TSH降低，甲状腺

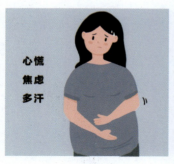

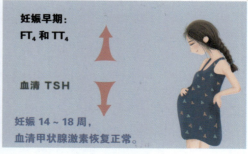

心慌
焦虑
多汗

妊娠早期：
FT_4和TT_4

血清 TSH

妊娠14～18周，
血清甲状腺激素恢复正常。

自身抗体阴性。

妊娠一过性甲亢主要与妊娠剧吐相关，30%～60%妊娠剧吐者发生一过性甲亢。一过性甲亢需要与其他病因导致甲亢鉴别，后者常伴有突眼等眼部体征，TRAb、TPOAb等甲状腺自身抗体阳性，具体是什么病还须由医生诊断。

妊娠期一过性甲亢该怎样治疗

医生会根据检查结果判断是一过性甲亢还是其他病因导致的甲亢。如确诊为妊娠一过性甲亢则不主张给予抗甲状腺药物治疗，只需要控制呕吐，纠正脱水以及多休息等。一般在妊娠14～18周，血清甲状腺激素就可以恢复正常。

妊娠期甲减会不会影响胎儿智力

【病案实例】

小徐今年30岁，刚查出怀孕，全家沉浸在喜悦中，可是在产科建档的时候，医生说小徐的甲状腺功能有问题，建议她到甲状腺专科就诊。小徐辗转到医院甲状腺疾病诊疗中心，医生告诉她，她得了妊娠期甲状腺功能减退。

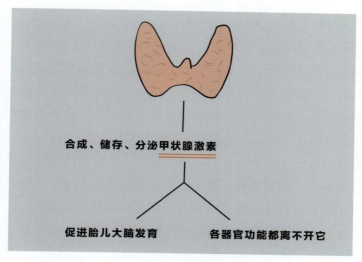

合成、储存、分泌甲状腺激素

促进胎儿大脑发育　　　各器官功能都离不开它

甲状腺的功能

何为妊娠期甲状腺功能减退

妊娠期甲状腺功能减退也就是发生在妊娠期间的甲减。甲状腺的主要功能是合成、储存和分泌甲状腺激素，而甲状腺激素对胎儿大脑的发育有着十分重要的促进作用。

妊娠期甲减的危害主要表现在三个方面：

- 甲减孕妇更易罹患流产、贫血、妊高征、胎盘早剥、产后出血等产科合并症。
- 未经治疗的妊娠期甲减可导致胎儿早产、低出生体重、新生儿呼吸窘迫综合征的发生率上升，胚胎死亡和围生期死亡风险亦增加。
- 临床妊娠期甲减会影响胎儿大脑的发育，引起智力下降。

研究发现：未经治疗的严重妊娠期甲减，其子代的智商分值低于正常孕妇子代的平均值，同时后代的行为认知能力评分降低 8～10 分。

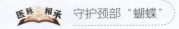

妊娠期甲减，该怎么治疗

得了妊娠期甲减，尽早治疗是关键。妊娠早期（前12周）是胎儿大脑发育的关键时期，此阶段胎儿的甲状腺尚未发育成熟，自身无法分泌甲状腺激素，完全依赖母亲供给。此时给予足量的左甲状腺素治疗后，子代受损的大脑功能可以恢复正常，越晚治疗，治疗效果越差。纠正甲减后，患者子代的智力发育不受影响。

具体治疗方案是个体化的，需要根据甲状腺功能化验结果在医生指导下用药并定期复查。医生会根据孕妇 TSH 及 FT$_4$ 结果，孕周数以及甲状腺自身抗体检测结果等指标综合评估，判断是否需要治疗。准妈妈们只需密切配合，按医生医嘱规律服药，并定期复查甲状腺功能即可，具体剂量由医生决定。

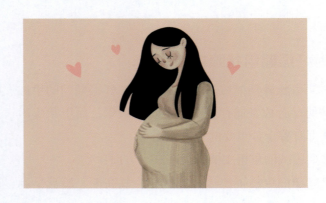

甲减产妇一直吃药，还能哺乳吗

无论是甲减还是甲状腺癌术后的患者都需要左甲状腺素钠片（商品名为优甲乐）的帮助，有的患者甚至会成为左甲状腺素钠片的"终身之伴"。这个药物使用起来非常方便，每天服用一次即可，但是要想药物充分发挥功效，还是有一些需要注意的问题。

什么时候服药最好

左甲状腺素钠片的半衰期是 7 天左右，一天服用一次便能获得稳定的血药浓度。药物吸收部位主要在小肠，吸收率为 60% ~ 80%，其空腹状态下吸收效果最好，并且最大吸收效果发生在服药后的 3 小时内。优甲乐应该在早餐前 30 ~ 60 分钟或者睡前（晚餐后 3 小时）空腹状态下将一天的剂量一次性用清水送服。

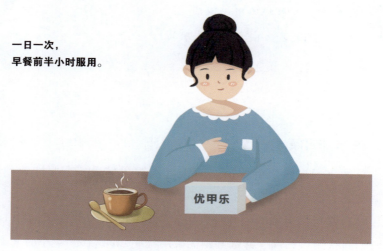

一日一次，
早餐前半小时服用。

左甲状腺素钠片的推荐服药时间

哺乳期能不能服用

甲减患者妊娠后优甲乐的剂量比非孕期有所增加，分娩后优甲乐可根据情况减至孕前剂量，具体要专业医生定夺后决定。那么患者在哺乳期能服用优甲乐吗？会对新生儿的甲状腺功能造成影响吗？首先，需要明确的是无论妊娠期还是哺乳期的女性，只要合并甲减，都应至正规医院检查，遵医嘱服用优甲乐治疗。并且应做到定期随访，及时调整剂量。其次，因为优甲乐在乳汁中分泌量极少，国内外专家均认为服用优甲乐期间是可以哺乳的，并且不影响新生儿的甲状腺功能。

甲状腺功能正常后可以停药吗

服用优甲乐过程中，如果化验检查甲状腺功能正常，千万别自行停用优甲乐，应继续服用且剂量不变，什么时候停用或减少优甲乐剂量应由专业医生决定。更值得注意的是，甲状腺癌患者和孕妇更是不能自行随便停服优甲乐的。定期复查定期随访很重要。

特别提醒

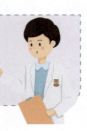

- 千万别自行停用优甲乐。
- 定期复查，由专业医生决定。

能不能和食物、药物一起服用

总体来说，服用优甲乐期间无特别饮食禁忌。需要注意的是，一些食物、药物可能会干扰优甲乐的吸收，为了避免这种情况的发生，则需要与优甲乐间隔开来服用。例如牛奶、豆浆应该间隔 1～2 小时，而铁剂、钙剂、锌剂等则需要与优甲乐间隔 2～4 小时。

生孩子后气得脖子粗，要紧吗

"医生，我生孩子后觉得心情好差、没精神、没力气，是不是产后抑郁？"

"医生，我生完孩子 4 个月了，最近又怕热，又能吃，又脾气暴躁，你看我跟家里人生气，气得脖子都粗了，是不是产后抑郁啊？"

"医生，我生完孩子胖了，回不去了，你看脖子都粗了一圈。"

新手妈妈们在生育后出现了这些问题，真的是胖、肿、产后抑郁吗？这时候，千万不要忽视一类常见但又容易被忽视的甲状腺疾病——产后甲状腺炎！

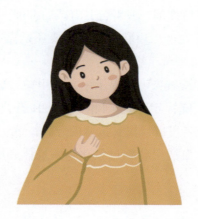

一种易被忽视的甲状腺疾病

产后甲状腺炎是在生育后一年内发生的无痛性甲状腺炎，常伴随甲状腺功能紊乱，可能会出现甲亢或者甲减，临床表现各不相同，是一种甲状腺自身免疫性疾病。

产后甲状腺炎占分娩后妇女的5%~10%，产后1~2个月是高发时间，主要的原因是怀孕的时候被抑制的免疫反应，在产后重新增强"反跳"。大多数患者没有症状，只感到脖子变粗，多数会在产后检查甲状腺功能时被发现。少数患者出现甲减，可能会有轻度水肿、乏力、怕冷、体重增加、情绪低下等表现，有时候会被误以为是产后抑郁。还有部分患者会出现怕热、多汗、脾气暴躁、失眠、心悸等情况。

产后甲状腺炎及时诊断和处理非常重要

典型的产后甲状腺炎有两个阶段：甲亢期和甲减期。

- 甲亢期：甲状腺自身炎症导致细胞破坏，释放较多甲状腺激素，引起甲亢样的表现，出现怕热、多汗、体重减轻、多食、易饥饿，脾气暴躁。

- 甲减期：当甲状腺激素消耗后则来到甲减期，表现为轻度水肿、乏力、怕冷等症状，正是由于激素的巨大变化，会让人误以为是产后抑郁，或者合并有产后抑郁。

要明确是否存在产后甲状腺炎，主要还是靠实验室检查，包括以下内容：

- 甲状腺功能检查：可以提示甲亢或甲减，甲亢时 FT_3、FT_4 升高，TSH 下降，甲减时则相反，TSH 升高，FT_3、FT_4 降低。也有部分患者可以仅仅有抗体的升高，甲状腺功能完全正常。
- 抗体检测：血清甲状腺过氧化物酶抗体和甲状腺球蛋白抗体水平升高。

特别提醒

生娃以后情绪差，先来查查甲状腺，若因甲状腺炎起，尽早治疗无大碍。

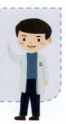

产后甲状腺炎怎么治

面对甲状腺炎，我们应该怎么办

首先别害怕，产后甲状腺炎不少见，尤其是孕前抗体阳性或孕前合并甲状腺功能异常者。产后若出现心悸、出汗等甲亢症状，或者怕冷、体重增加等甲减症状，及时去医院就诊。

产后甲状腺炎可表现为甲亢、甲减或交替出现，需要根据甲状腺功能结果由专科医生做出判断并进行相应的临床指导和治疗。

得了产后甲状腺炎，如何治疗

产后甲状腺炎的治疗主要根据患者的甲状腺功能结果及症状表现，确定治疗方案。治疗方案根据甲亢期和甲减期有所不同。大多数功能异常是暂时性的，病程仅数月到一年，极少数可能变成终生甲减。治疗的原则如下：

- 甲亢期：以控制症状为主，忌高碘，多休息，通常不用抗甲状腺药物。若心慌的症状严重可用 β-阻滞剂，如普萘洛尔，可以改善心悸、心动过速、精神紧张、震颤、多汗等。外科和放射治疗是禁忌证。一旦开始服用普萘洛尔，建议终止哺乳。

- 甲减期：根据症状和甲状腺功能结果，酌情使用甲状腺激素替代治疗，大多数患者可以逐渐恢复正常。因此在产后 6~12 个月，要重新评估甲状腺功能。如果再次怀孕，多数会再复发，需要密切监测甲状腺功能。

另外，左甲状腺素钠片对哺乳并无明显影响，治疗期间无需断奶。

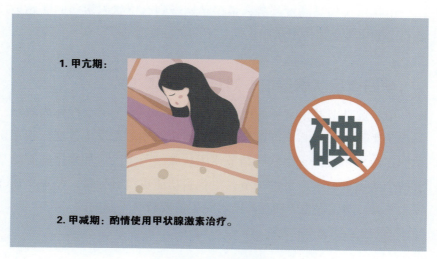

产后甲状腺炎的治疗

特别提醒

生娃本是大喜事，奈何产后情绪糟。

时而急热又暴躁，继而无力又懊恼。

产后抑郁别扣帽，抽血B超来一套。

甲功异常抗体高，甲状腺炎添烦恼。

甲亢可以先观察，忌碘休息药物调。

甲减可能会很久，优甲乐可少不了。

定期复查遵医嘱，未来结局多良好。

甲状腺炎早治疗，健康安心带宝宝！

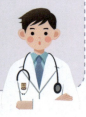

母亲的甲状腺疾病会影响到孩子吗

甲状腺疾病呈高发趋势，很多孕期查到有甲状腺疾病的宝妈担心自己的宝宝会遗传甲状腺疾病，不知道如何筛查。

孕妇有甲状腺结节，对孩子有影响吗

甲状腺结节是最常见的甲状腺疾病之一。怀孕时女性体内雌激素、孕激素水平升高，可以导致甲状腺功能和形态发生改变。很多孕妇在产检中发现有甲状腺结节或甲状腺结节增大。如果甲状腺结节的个头不大，考虑良性结节，甲状腺功能也没有异常，基本不需要太紧张，对宝宝也无明显影响，是不需要特殊干预的。

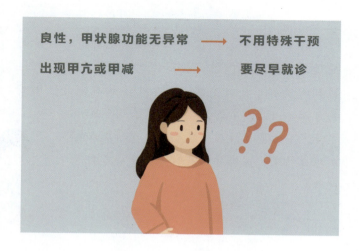

良性，甲状腺功能无异常　→　不用特殊干预

出现甲亢或甲减　→　要尽早就诊

孕前或孕期有甲亢或甲减要注意

胎儿在子宫内不断地生长发育。12周前的胎儿，自身甲状腺尚不能分泌甲状腺激素，完全由母亲提供以满足生长发育的需要。因此，甲减孕妇一定要尽早就诊，将甲状腺激素水平控制在正常范围，以确保胎儿能正常地生长发育。

我国的新生儿在出生之后须进行先天性甲减的筛查。孕期有甲减的宝妈更需要关注宝宝足跟血筛查的结果，如果有异常，应该立即到医院复查。如果在新生儿期，宝宝出现不主动吸奶、经常腹胀便秘、不太活动、睡觉太多等，则需要警惕是否有新生儿甲减，应该去抽血化验检查。

孕妇甲亢同样也会给胎儿带来影响。如果孕期甲状腺激素水平控制不佳，可导致胎儿发育不良。如果是孕前就诊断了甲亢，为了减少对后代的影响，必须在经过适当治疗后再怀孕。除了要确保怀孕前甲亢得到有效的控制，还要关注促甲状腺激素受体抗体（TRAb）是否已经降到正常。如果怀孕时还存在高水平的TRAb则可导致胎儿甲状腺肿、胎儿甲亢、新生儿甲亢等。

如果发现孩子有颈部增粗、躁动、皮肤潮红、汗多、食欲亢进、消瘦或体重增长较慢、眼睛睁大、心跳和呼吸频率偏快、体温高等症状，一定要尽早带着宝宝到医院检查并治疗。

特别提醒

　　妊娠期的甲状腺疾病如果控制良好，对孩子的健康影响并不大。但是值得注意的是，即使孕妇妊娠期间没有甲状腺疾病，新生儿依然有先天性甲减的可能。因此，不管怀孕时有没有甲状腺疾病，一定要关注孩子的生长发育情况和足跟血结果，若有异常及时带孩子去专科就诊。

我有甲减，我的孩子会不会也有甲减

【病案实例】

　　孙女士忧心忡忡地来到诊室，她告诉医生自己现在产后1年了，怀孕时曾被诊断患有妊娠期甲减，医生让她每天吃1粒优甲乐。在生好宝宝之后，孙女士定期随访，甲状腺功能恢复了正常，优甲乐也停用了。本来这是一件开心的事情。但是孙女士的心里总是放心不下，自己的甲状腺功能恢复正常了，那自己的孩子也会和自己一样有甲减吗？

　　医生询问孙女士孩子的足跟血结果，孙女士回忆一下说结果正常，而且这一年孩子定期检查，生长发育没有任何异常。因此，医生初步推断孙女士孩子的甲状腺功能正常，孙女士定期复查的甲状腺功能也正常。通过医生的讲解，孙女士悬着的心放下了。

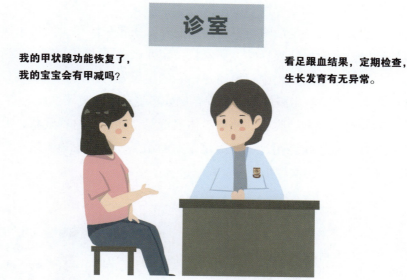

诊室

我的甲状腺功能恢复了，我的宝宝会有甲减吗？

看足跟血结果，定期检查，生长发育有无异常。

孕期甲减对胎儿有什么影响

很多宝妈也有同样的困扰。妊娠期甲减的发病率为 1% ~ 2%，亚甲减的发病率高达 10%，妊娠期（亚）甲减并不是一种少见的疾病。妊娠期甲减会损害胎儿的神经、智力发育，增加早产、流产、低出生体重儿、死胎和妊娠期高血压等危险。尤其是在妊娠前三个月，如果孕妇严重甲减，可以导致胎儿出现脑发育的功能障碍，出生后出现智力发育延迟，还可以引起呆小病。因此，甲减患者一定要调整好甲状腺功能再备孕。

如果是妊娠时发现甲减，必须尽早进行治疗使甲状腺功能达到稳定水平。只要在孕期将甲状腺功能控制在理想范围内，一般不会对胎儿造成严重的不良后果。

重视足跟血筛查和生长发育表现

我们国家规定，在新生儿出生 3 天之内，医生和护士会采集新生儿足跟血，将血滴在特殊纸片上，再将纸片送至新生儿疾病筛查中心进行检测，其中就包括了新生儿先天性甲状腺功能低下的筛查。

一般采集足跟血后约一个月出结果。

产妇除了自己定期随访甲状腺功能外，还要关注孩子的足跟血报告。如果足跟血结果异常，那家长一定要带孩子去医院就诊。当然，在等待结果的过程中，要注意孩子的生长发育情况，以及在日常生活中是不是有甲减的临床表现，例如不爱动、不爱哭、反应差、爱睡觉、喂奶困难、腹胀、便秘、体温低等。如果有这些症状，家长们千万不能放松警惕，不要等足跟血的结果，及早就诊。越早治疗，对孩子的影响就越小。

特别提醒

总体来说：

应及时诊断和充分治疗。

关注宝宝的足跟血报告。

关注宝宝的生长发育情况。

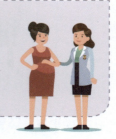

怀孕时发现甲状腺疾病，产后需要随访吗

妊娠合并甲状腺疾病是妊娠期妇女常见的内分泌疾病之一。妊娠期胎盘产生和分泌的激素，对孕妇的下丘脑－垂体－甲状腺轴功能造成一定影响，从而导致甲状腺激素的分泌或代谢异常。大部分患有甲状腺疾病的孕妇注重妊娠时期的诊治，而忽视了分娩后的复诊与随访。

妊娠期甲亢患者注意事项

妊娠期甲亢的患病率为 1%。格雷夫斯病占 85%，妊娠一过性甲状腺毒症占 10%，其余包括甲状腺高功能腺瘤等。

患有格雷夫斯病的孕妇会有明显的高代谢症状，例如心悸、焦虑、震颤和怕热等，严重时会危及生命。指南推荐孕期使用丙硫氧嘧啶控制甲状腺功能，哺乳期的药物剂量应小于 300 毫克 / 天，并且可在服药后 2 ~ 4 个小时再哺乳。分娩后由于免疫耐受解除和产后劳累，会导致病情加重，一旦出现上述症状应及时就诊。一般推荐患者产后 42 天就诊，且随后密切随访甲状腺功能，根据甲状腺功能水平调整药物。

妊娠一过性甲状腺毒症发生于妊娠早期，主要与 hCG 产生增多有关，其与 TSH 结构相似，从而刺激甲状腺激素的产生，妊娠后期随 hCG 下降甲状腺功能可恢复正常。该类疾病的患者可于产后 42 天时复查甲状腺功能，若检验结果正常可不必过于担心。

妊娠期甲减患者注意事项

妊娠期诊断的甲减大部分为亚临床甲减，产后可停用左甲状腺素钠片，同时在产后 42 天时检测甲状腺功能，再决定后续的治疗方案。我们团队的研究显示，仍有近 1/3 的患者在产后出现持续性甲减，特别是孕期以及产后 TPO 抗体均阳性的患者。

如果产后仍诊断患有甲减，应及时服用左甲状腺素钠片。部分哺乳期患者会担心药物会影响孩子的生长发育，其实在推荐剂量下，哺乳时分泌到乳汁中的甲状腺激素的量非常少，不足以导致婴儿发生甲亢或 TSH 分泌被抑制，因此不必担心药物影响孩子。如果患者产后的甲状腺功能正常，也应该每年定期随访，尤其是下一次备孕前，应复查甲状腺功能。

妊娠期"桥本"病患者注意事项

妊娠期间的"桥本"病是指妊娠期甲状腺功能检查发现血清

TSH 水平正常，仅有单纯甲状腺自身抗体阳性，往往伴有甲状腺肿大。患者 TPOAb 或 TgAb 的阳性率为 2%~17%。

TPOAb 或 / 和 TgAb 滴度高的患者在产后 1 年内容易发生产后甲状腺炎，患者会经历甲状腺毒症期、甲减期和恢复期，通常产后 2~6 个月出现甲状腺毒症期，在产后 3~12 个月出现甲减。因此，推荐患者于产后 42 天时筛查甲状腺功能，且每 3 个月定期随访，若出现心悸、手抖、多食、易怒等任何不适症状时及时就诊。

同时，甲状腺抗体阳性会增加流产风险，患者在下一次备孕前一定要及时复查甲状腺功能，尽早采用正确策略，从而降低流产风险。

妊娠期甲状腺结节患者的注意事项

3%~21% 的孕妇可能患有甲状腺结节，且患病率随妊娠次数的增加而增加。妊娠期间发现有甲状腺结节的患者，应当在产后 42 天时复查甲状腺功能及甲状腺 B 超。依据结节的声像学特征进行 TI-RADS 分级，若结节分级为 TI-RADS 1-3 类，患者需每半年复查甲状腺 B 超，关注结节大小的改变；若结节分级为 TI-RADS 4a-4c 类，患者应在哺乳期结束后行细针穿刺细胞学检查，以明确结节性质。

特别提醒

妊娠期间发现甲状腺疾病，产后一定要定期随访、评估、治疗。

我们坚持：生命至上，健康至上！

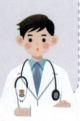